Franco Pelati & Steve Robson

il Digiuno
Intermittente

GUIDA COMPLETA ALLE TIPOLOGIE DI DIGIUNO, INTERAZIONE CON
LA DIETA CHETOGENICA, INDICAZIONI PER GLI SPORTIVI, RICETTE
CHETOGENICHE E PIANO ALIMENTARE PER 7 GIORNI

SOMMARIO

INTRODUZIONE

Non è un mistero che, negli ultimi tempi, si sia risvegliato un grande interesse, sia a livello scientifico che popolare, nei confronti della pratica del digiuno, un'usanza antichissima, presente da sempre in moltissime culture. Nato come pratica religiosa, legata al concetto di purificazione attraverso la privazione, il digiuno è diventato ormai una terapia medica, presa in considerazione soprattutto nel caso di patologie poco note e altrettanto poco sensibili alla medicina tradizionale. A questo punto, è stato del tutto naturale ripensare al digiuno dal punto di vista della sua più elementare applicazione: la perdita di peso.

In effetti, spesso il digiuno viene intrapreso con l'obiettivo di dimagrire ma, come vedremo più avanti, i benefici effetti sulla salute umana sembrano andare ben oltre. Gli studi scientifici più recenti, in effetti, si stanno concentrando sulla correlazione tra digiuno e riduzione dei trigliceridi e del colesterolo, abbassamento dei livelli insulinici nel sangue e migliore reattività del corpo. Sono stati riscontrati inoltre migliore risposta immunitaria dell'organismo e ridotta possibilità di incorrere in determinate patologie, soprattutto di carattere cardiocircolatorio.

Sembra tutto troppo bello, e in effetti esistono anche dei rischi, ma questo non è un problema specifico del digiuno; qualsiasi regime alimentare implementato in autonomia, senza un consulto medica, comporta dei rischi, soprattutto quando il soggetto soffre di patologie pregresse potenzialmente incompatibili il percorso che sta per intraprendere. Vedremo più avanti quali siano le controindicazioni specifiche.

Detto questo, in questo manuale si è cercato di illustrare con sufficiente rigore scientifico quali siano i processi metabolici che vengono attivati o stimolati tramite la pratica del digiuno, con l'obiettivo di informare e rendere ogni lettore maggiormente consapevole, e quindi libero di scegliere il proprio stile alimentare secondo le proprie esigenze e ambizioni.

Non siamo tutti uguali; la maggior parte delle persone che decidono di variare la propria alimentazione lo fa con scopi estetici, ossia per tonificare il proprio corpo, perdere peso, o magari desidera contrastare qualche fastidioso sintomo digestivo; c'è però anche chi, praticando sport a livello avanzato, approfondisce le tematiche nutrizionali per acquisire la capacità di regolare l'assunzione dei nutrienti in funzione degli obiettivi sportivi che si è prefissato.

Salute, bellezza e funzionalità del corpo sono concetti che vanno di pari passo e si muovono in sinergia; puntare a una di queste finalità non deve necessariamente escludere il raggiungimento delle altre. Puntando sempre all'obiettivo di un corpo sano e in salute, ci auguriamo che questa guida possa rappresentare una mappa affidabile per navigare sicuri all'interno della nicchia del digiuno, parte di una tematica assai ampia sempre più discussa, quella della nutrizione.

Possiate gioire ogni giorno di più del vostro corpo e, si conseguenza, del vostro spirito. Andiamo?

CAPITOLO UNO

UN PO' DI STORIA

Il digiuno ha radici antichissime, preistoriche. Da sempre, l'astinenza dal cibo è stata strettamente correlata a pratiche religiose tendenti alla purificazione, alla penitenza, alla meditazione. Nelle culture primitive, digiunare era parte del rituale di passaggio verso l'età adulta; si praticava prima di andare in guerra per propiziare le sorti del combattimento, o ancora per placare divinità infuriate, o infine, preventivamente, per scongiurate catastrofi e carestie.

Sono moltissime le religioni che raccomandano la pratica del digiuno; l'Ebraismo prevede diversi giorni di digiuno durante il corso dell'anno, tra cui lo Yom Kippur, il giorno delle espiazioni; nell'Islam è previsto il Ramadan per tutto il nono mese dell'anno; i cattolici osservanti e gli ortodossi, infine, praticano il digiuno durante la Quaresima, fino alla Pasqua. Più laicamente parlando, Pitagora imponeva un digiuno agli studenti come condizione per essere accettati nella sua scuola. Probabilmente aveva intuito che digiunare rende la mente agile e pronta.

Nel Medioevo, diversi mistici e Santi, tra i quali Caterina da Siena, ricorrevano al digiuno come parte di una pratica meditativa; mentre Paracelso, il noto naturalista e medico, lo definì addirittura il più grande rimedio del dottore interiore. Quando a digiunare erano le donne, si parlava di anorexia mirabilis, ossia di ammirevole mancanza di appetito che permetteva loro di sopravvivere per periodi anche lunghi senza nutrimento, in segno di castità e santità.

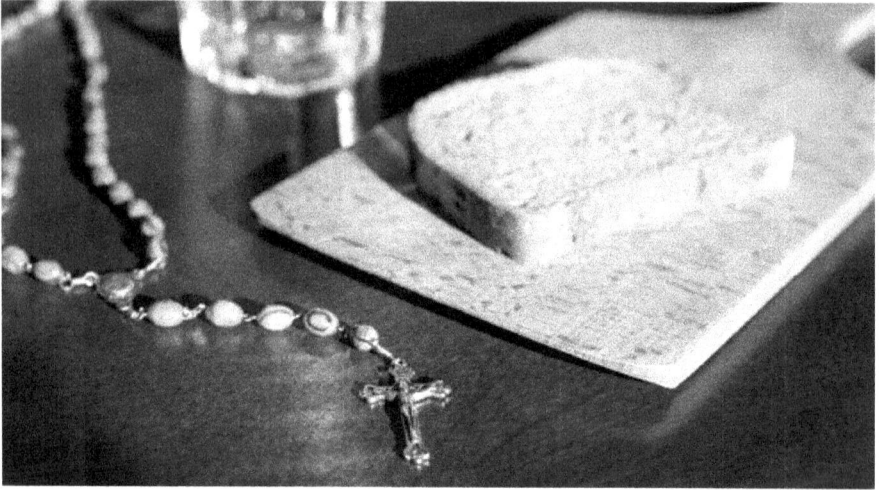

La stessa pratica è utilizzata nel Buddismo, con l'intento di purificare il corpo per accedere a un livello di verità superiore e potersi mettere in contatto con il divino. Il digiuno diventa la porta per la rivelazione, o Nirvana. Rifiutare il cibo equivale ad allontanarci dalla terra e da ciò che ad essa ci lega, ossia il bisogno nutrimento e sostentamento. Digiunare equivale ad allentare i fili che ci tengono collegati alla materia.

Al di là del significato religioso, il digiuno è stato anche usato a lungo come gesto di protesta politica. In Italia abbiamo avuto il notissimo esempio di Marco Pannella, ma ci sono esempi più remoti. In Inghilterra, nei primi Anni '20, le Suffragette praticarono il digiuno per rivendicare la parità di diritti tra uomini e donne; Mahatma Gandhi nel 1943 arrivò a digiunare per ventuno giorni in carcere per far cessare le violenze durante l'insurrezione indiana contro la dominazione inglese.

Finalmente, agli inizi del Novecento, si inizia a utilizzare il digiuno anche in ambito medico, come terapia alternativa per il trattamento di svariate patologie. L'apice della popolarità dei centri di digiuno arriva negli Anni '20, con l'applicazione nella cura di malattie cardiache, ipertensione, obesità, problemi digestivi, allergie ed emicrania. Si tratta indubbiamente del maldestro tentativo di colmare le lacune della medicina tradizionale, ancora incapace di gestire con efficacia parecchie patologie.

Con l'evoluzione della medicina, la pratica del digiuno come panacea contro tutti i mali è naturalmente caduta in disuso. Nel tempo, se ne è abbandonata la pratica quasi ovunque, con l'eccezione probabilmente della Germania, grazie al dottor Otto Buchinger che ne ha preservato la popolarità offrendola nelle sue cliniche come complemento ad altre terapie. In effetti, ancora oggi in Germania molti ospedali propongono settimane di astinenza alimentare finanziate dalle assicurazioni sanitarie statali per affrontare il problema dell'obesità. La pratica del digiuno, in realtà, è rimasta in vita anche in Austria, Repubblica Ceca, Ungheria e anche Italia; in questi paesi si offrono terapie basate sul digiuno in esclusivi centri benessere e termali.

Possiamo affermare che il digiuno, nato come rituale mistico, si è ormai innestato stabilmente nella pratica medica. Senza voler sostituire la medicina tradizionale, si è rivelato una preziosa integrazione.

Attualmente, il digiuno in ambito dietetico è particolarmente popolare in una particolare forma, che prevede fasi di astinenza alternate a fasi di normale alimentazione, ben definite nella loro componente temporale. I regimi che prevedono questo tipo di alternanza vengono raggruppati nella famiglia del digiuno intermittente, o Intermittent Fasting, che è precisamente ciò di cui ci occuperemo.

In effetti, il digiuno intermittente non possiede un'unica declinazione. Sono infatti possibili diverse modalità di applicazione, che hanno in comune unicamente il fatto di dover assumere i nutrienti all'interno di fasce orarie ben definite e costanti, di fatto alternando digiuno a normale alimentazione. Elenchiamo brevemente le più note tipologie di digiuno intermittente:

- Lo schema 16/8, o lean gains, seguendo il quale si digiuna per 16 ore al giorno e si consumano i pasti nelle 8 ore restanti.

- Lo schema 5:2, detto anche fast diet, che prevede l'assunzione una quantità molto bassa di calorie (circa 500-600 al giorno) per 2 giorni della settimana, alimentandosi normalmente nei rimanenti 5 giorni.

- Lo schema Eat-Stop-Eat che propone un digiuno per 24 ore consecutive una o due volte alla settimana

- Lo schema OMAD (one meal a day) che prevede, appunto, un unico pasto al giorno.

- Lo schema ADF (alternate day fasting) che prevede il digiuno a giorni alterni.

- Lo schema Warrior Diet, o dieta del guerriero, che alterna periodi di ristrettezza calorica ad altri di sovralimentazione.

Descriveremo in dettaglio questi schemi nel corso della trattazione.

CAPITOLO DUE

DIETETICA TRADIZIONALE E DIGIUNO INTERMITTENTE

L'approccio classico al regime di restrizione alimentare (in effetti, in francese la parola dieta si traduce proprio con regime) si basa sulla termogenesi indotta dagli alimenti.

La termogenesi è un particolare processo metabolico che consiste nella produzione di calore da parte dell'organismo, soprattutto nel tessuto adiposo e muscolare. Le diete tradizionali spesso sfruttano la spesa energetica che deriva dal processo digestivo, di assorbimento e più in generale del metabolismo, per consumare più calorie di quelle che vengono introdotte nel corpo. Non vedrete mai una dieta tradizionale proporre di saltare un pasto; al contrario, si mangerà sempre, ma poco.

Chiariamo questa logica con un esempio; supponiamo di dover spedire dieci lettere; potremmo recarci all'ufficio postale una o due volte e sbrigare agevolmente il tutto. Però, se facciamo il tragitto per dieci volte, ossia spedendo una lettera per volta, ci avvantaggeremo dall'aver camminato molto di più. Allo stesso modo, la dietetica tradizionale consiglia di assumere i nutrienti in tre pasti giornalieri distinti, per avvantaggiarsi della spesa calorica di tre digestioni giornaliere, al posto che una sola.

Questo tipo di approccio, tra i vantaggi, dovrebbe scongiurare i momenti di fame e la sensazione di stomaco vuoto, preservando al contempo l'efficienza del metabolismo. In effetti, è convinzione comune il fatto che le diete tradizionali favoriscano il contenimento del cortisolo, comunemente definito ormone dello stress, e il mantenimento della funzionalità tiroidea.

Un capitolo a parte andrebbe aperto per chi fa dell'aumento muscolare la propria professione. Era, e ancora è, almeno in parte, opinione diffusa tra i culturisti che la crescita muscolare necessiti di un continuo nutrimento, lungo tutta la giornata. Non è scopo di questi manuali approfondire l'argomento, ma vedremo come, in realtà, questo mito possa considerarsi sfatato; in effetti, il digiuno intermittente sta guadagnando seguito sempre maggiore anche tra gli atleti professionisti.

Dall'altra parte, abbiamo il digiuno intermittente.

È doveroso premettere che il digiuno intermittente è una proposta di recente creazione e diffusione, e per questo motivo la quantità di studi scientifici ai quali attingere è sicuramente ridotta rispetto alla dietetica tradizionale. Questo fattore deve essere tenuto a mente da chi voglia intraprendere questo percorso; ciascuno valuti, ovviamente con l'aiuto di un professionista qualificato, se il digiuno sia la soluzione più adatta, oppure se sia meglio intraprendere altre strategie nutrizionali. Non esistono due persone uguali, ciascuno di noi risponde in modo diverso ad ogni regime alimentare, senza contare le diverse esigenze pratiche e sociali; il digiuno intermittente non è necessariamente la soluzione ottimale per tutti.

Passiamo a una descrizione più dettagliata della filosofia del digiuno intermittente; abbiamo già spiegato che in sostanza, si tratta di alternare periodi di alimentazione a periodi di astinenza, in modo cadenzato e ripetitivo. Rispetto ad altri tipi di dieta, non è tanto importante quali alimenti dovremmo mangiare, ma piuttosto quando mangiarli.

Se la pratica di saltare un pasto vi sembrasse bizzarra, vorrei farvi notare che, di fatto, la maggior parte delle persone si nutre unicamente durante le ore del giorno; raramente si consumano alimenti nell'intervallo temporale che decorre tra cena e colazione. In effetti, senza nemmeno saperlo, tutti noi seguiamo il digiuno intermittente, fin dal giorno della nostra nascita. La novità sta nel fatto di regolare in modo ferreo quante e quali ore vengono destinate all'alimentazione, e quali al digiuno. In effetti, chi pratica il digiuno intermittente si limita a estendere il periodo temporale durante il quale non è possibile mangiare. Con la strategia 16:8, ad esempio, per 16 ore ci si astiene dal consumo di alimenti solidi (permessi i liquidi); nelle restanti 8 ore invece ci si alimenta normalmente. Si può decidere se utilizzare il digiuno intermittente in sinergia con altre diete (vedremo più avanti come risulti particolarmente vantaggioso l'abbinamento alla dieta chetogenica) oppure seguire la propria normale alimentazione, limitandosi a concentrare i pasti in un arco temporale di 8 ore.

Astenersi dal cibo per così tante ore potrebbe essere difficile, soprattutto all'inizio, ma si tratta di una questione di abitudine. Saranno sufficienti poche settimane per abituarsi a questi ritmi, e il digiuno verrà tranquillamente accettato dall'organismo.

In realtà, la propensione al digiuno è qualcosa di personale; per alcuni è semplice, per altri saltare un pasto è qualcosa di improponibile, anche solo a livello psicologico. Io, personalmente, non sono un amante della colazione, e la salto tranquillamente nella maggior parte dei casi; ci sono persone per cui questa rinuncia sarebbe a dir poco traumatica; è un fatto soggettivo.

Proprio per questo fatto, sono state sviluppate parecchie tipologie di digiuno intermittente, più o meno drastiche. L'obiettivo comune, in ogni caso, rimane quello di distogliere l'attenzione del corpo dalla digestione del cibo. Abbiamo già parlato del metodo più comune, proprio perché ritenuto più semplice da implementare, ossia la dieta 16:8, che prevede di non assumere alimenti per sedici ore al giorno, destinando all'alimentazione le rimanenti otto. Tipicamente, in questo caso, si sceglie di alimentarsi nel corso di mattina e pomeriggio, oppure pomeriggio o sera. La prima soluzione potrebbe essere maggiormente vantaggiosa, dal momento che difficilmente dopo cena avremo la possibilità di smaltire le calorie assunte, ma potrebbe risultare più ostica per diverse persone, soprattutto a livello sociale.

La dieta 5:2, per fare un altro esempio, potrebbe risultare più problematica, dal momento che prevede due giorni a settimana a basso consumo calorico; la dieta Eat-Stop-Eat si limita a prescrivere il digiuno totale per un giorno a settimana, e la dieta del guerriero arriva a estremizzare questo concetto, permettendo di mangiare a volontà (con le dovute limitazioni), a patto di digiunare, successivamente, per ben due giorni. È evidente che alcune persone preferiscono la regolarità, mentre altre preferiscono astenersi totalmente dal cibo, pur di potersi rifare in seguito. Ci sono strategie per tutti i gusti.

La filosofia del digiuno intermittente in quanto tale non prevede indicazioni sulla quantità o tipologia degli alimenti da consumare; questo però non significa che, saltando un pasto, siamo autorizzati ad abbuffarci per il resto della giornata. Semplicemente, si tratta di distribuire il fabbisogno calorico giornaliero in un arco temporale più breve.

Ad ognuno non resta che provare, e vedere quale tipologia di digiuno intermittente si adatti maggiormente alle proprie esigenze personali.

CAPITOLO TRE

LA FISIOLOGIA DEL DIGIUNO

Prima di addentrarsi nell'esposizione delle diverse forme di digiuno intermittente, e delle modalità per praticarle, ritengo fondamentale esporre quali siano, a livello fisiologico, gli effetti del digiuno sull'organismo umano.

Come probabilmente molti sanno il nostro corpo trae l'energia necessaria per il proprio sostentamento da due fonti principali: gli zuccheri, ossia il glucosio, e i grassi. In assenza di zuccheri e grassi, l'organismo inizierà a nutrirsi di proteine, ma non si tratta di una situazione auspicabile, perché tende a deteriorare lo stato di salute dell'organismo che, di fatto, imparerà a nutrirsi di sé stesso. Gli zuccheri costituiscono il carburante preferenziale, e sono i primi ad essere metabolizzati, perché più facilmente scomponibili. Tuttavia, in assenza di questi, il metabolismo si adatta a consumare le riserve accumulate di grassi. Il corpo umano ha sviluppato durante l'evoluzione una serie di meccanismi efficaci per affrontare periodi di scarsa disponibilità di cibo, e ingrassare, ossia depositare riserve di carburante per i momenti difficili, è uno di questi.

Così come l'organismo è in grado di depositare i nutrienti in eccesso sotto forma di adipe, è altrettanto capace, all'occorrenza, di modificare il proprio metabolismo, trasformandosi da macchina brucia-zuccheri a macchina brucia-grassi. In altre parole, in caso di scarsa disponibilità di cibo, le riserve lipidiche precedentemente immagazzinate vengono naturalmente rilasciate per fornire il necessario apporto calorico.

Il metabolismo dei grassi è un fenomeno che si riscontra in tutte le specie animali; gli orsi e, in generale, tutti gli animali che vanno in letargo, accumulano riserve di grasso, che verranno utilizzate durante tutto l'inverno. Un meccanismo analogo vale per le specie migratorie, che immagazzinano riserve in vista di un lungo periodo di fatica e privazione. Non si tratta di una trovata commerciale; al contrario, è un processo assolutamente naturale.

Dal punto di vista metabolico, risulta interessante suddividere il processo in cinque fasi successive, allo scopo di farsi una idea precisa di come l'organismo umano reagisca al digiuno e quali azioni intraprenda di conseguenza.

Fase 1: il pasto

Durante i pasti, i livelli di glucosio nel sangue aumentano e, conseguentemente, il pancreas secerne insulina per riequilibrarli. I carboidrati vengono scomposti e le molecole di glucosio vengono assorbite nei vari organi e tessuti. Il cervello è uno tra i primi a nutrirsene, e in effetti molte persone istintivamente ricercano uno snack dolce quando sono mentalmente affaticate. Il glucosio in eccesso viene poi conservato sotto forma di glicogeno nel fegato.

Fase 2: il post assorbimento

Cosa succede se iniziamo a digiunare? Da 6 a 24 ore dopo l'inizio del digiuno, l'insulina non è più necessaria, e il suo livello cala in modo evidente. In mancanza di altro nutrimento, l'organismo utilizza il glicogeno immagazzinato nel fegato, scindendolo sotto forma di glucosio.

La produzione di insulina cala ma, al contrario, aumenta la produzione di un altro ormone fondamentale, denominato IGF-1o somatomedina. La somatomedina è un ormone proteico con una struttura simile all'insulina, e sembra esista una correlazione tra il deficit di questo ormone e diabete, ipotiroidismo, distrofia e nanismo. La presenza di somatomedina è essenziale durante la crescita, in quanto promuove lo sviluppo muscolo-scheletrico del soggetto; nondimeno, in età adulta, la produzione in buone quantità di questo ormone ha conseguenze sull'aumento del metabolismo.

Fase 3: la gluconeogenesi

Dalle 24 ore ai 2 giorni dall'ultima ingestione di cibo. Il fegato produce nuovo glucosio a partire dagli amminoacidi tramite un processo chimico denominato gluconeogenesi. In un soggetto sano, ossia non diabetico, i livelli di glucosio nel sangue diminuiscono entro limiti accettabili. I soggetti diabetici, al contrario, vedranno precipitare i livelli di glucosio, e per questo motivo un dietista suggerirà sempre al paziente diabetico di assumere alimenti con maggiore frequenza e in minore quantità, prediligendo tutti quelli che non causino picchi glicemici. In questa fase anche le proteine vengono utilizzate per produrre zuccheri, motivo per cui alcuni hanno erroneamente visto una correlazione tra gluconeogenesi e perdita di tono muscolare, quasi a suggerire che il corpo si nutra dei nostri stessi muscoli. Le cose non stanno esattamente così: ci sono molte parti del corpo che possono essere tranquillamente smaltite per produrre energia, come le vecchie cellule epiteliali, le cellule morte e via dicendo. Di fatto, finché è possibile, l'organismo è in grado di smaltire le cellule non necessarie, preservando la massa magra.

Fase 4: la chetosi

All'incirca dopo 2 o 3 giorni dall'inizio del digiuno, i bassi livelli di insulina iniziano a stimolare la lipolisi, ovvero il metabolismo del grasso accumulato, per produrre energia. I lipidi immagazzinati, noti come trigliceridi, vengono spezzati in glicerolo e in tre catene di acidi grassi, che successivamente vengono ulteriormente convertiti in chetoni. Il glicerolo viene utilizzato per portare avanti la gluconeogenesi di cui abbiamo già parlato, mentre gli acidi grassi vengono utilizzati direttamente per fornire energia ad altri tessuti. Il cervello, invece, utilizza direttamente i chetoni. In effetti, dopo 4 giorni di digiuno, circa tre quarti dell'energia utilizzata dal cervello è fornita da chetoni, la cui concentrazione nel sangue può aumentare di oltre 70 volte.

Fase 5: La conservazione delle proteine

Dopo 5 giorni, i livelli elevati di GH, o somatotropina, o ancora ormone della crescita, aiutano a mantenere la massa muscolare e i tessuti magri. A differenza dell'insulina il GH, pur aumentando l'ipertrofia, favorisce la scissione dei grassi, il tutto a favore del dimagrimento. Da sempre, il mondo del body-building ha riservato grande attenzione all'ormone della crescita, essendo il bilanciamento tra dimagrimento e ipertrofia muscolare fondamentale per ogni culturista. Grazie al GH, il corpo ricava l'energia necessaria per il suo sostentamento, ossia per quello che viene comunemente definito metabolismo basale, nonché quella necessaria per l'allenamento, dall'utilizzo degli acidi grassi e dei chetoni liberi, che sono il prodotto della scissione del grasso corporeo. In questa fase, inoltre, il corpo tende a produrre quantità maggiori di adrenalina, mantenendo costante il proprio metabolismo.

Ci tengo a precisare che scopo di questo capitolo non è assolutamente quello di invogliare il lettore a digiunare per lunghi periodi, tantopiù che, come vedremo più avanti, le tipologie di digiuno presentate in questo manuale sono molto meno drastiche. Al contrario, rendersi conto di come l'organismo umano sia perfettamente in grado di gestire una astinenza dal cibo di diversi giorni può aiutare a considerare con maggiore tranquillità le tecniche che verranno successivamente presentate.

In questo senso, il digiuno intermittente non rappresenta una forma di astinenza particolarmente drastica; il suo principio cardine, come abbiamo detto, è proprio quello di creare due situazioni temporalmente distinte e ripetute con regolarità; la situazione in cui ci si alimenta, e quella in cui si digiuna; è in questa seconda fase che beneficeremo degli effetti del digiuno sul nostro metabolismo.

Nella fase di astinenza dal cibo avvengono nell'organismo una serie di cambiamenti metabolici e, dal momento che nello stomaco non è rimasto cibo da digerire, il corpo si può concentrare sui processi di recupero e mantenimento. Da un lato, quindi, si trova sgravato dall'affaticamento dell'attività digestiva; dall'altro è posto di fronte alla necessità di dover reperire energia per il funzionamento, in primis del cervello, e questo lo spinge a consumare le sue riserve accumulate, ossia i grassi di cui vorremmo disfarci.

CAPITOLO QUATTRO

MACRONUTRIENTI E MICRONUTRIENTI

Prima di iniziare a digiunare, sarebbe buona idea conoscere più a fondo gli alimenti dai quali, se pur per brevi periodi, ci accingiamo ad astenerci.

Tutto il cibo di cui ci nutriamo può essere scomposto in molecole; definiamo tali molecole macronutrienti o micronutrienti in base alla quantità assunta dal nostro organismo. Conoscere queste sostanze e sapere quali alimenti le contengono è assolutamente indispensabile per costruire un piano alimentare in modo corretto. In effetti, per quanto la quantità di ciò che mangiamo sia importante, la qualità non lo è di meno. Una patatina fritta intinta nella maionese e uno spicchio di mela hanno magari le stesse calorie, ma di certo gli effetti sul nostro organismo sono diversi.

Dividiamo i macronutrienti in tre categorie: carboidrati, grassi e proteine. Invece dividiamo i micronutrienti in sole de categorie: vitamine e minerali.

I Carboidrati

Ultimamente assistiamo a una stigmatizzazione dei carboidrati, indicati come origine di ogni male. Anche se in realtà non è proprio così, in effetti molte delle diete più recenti sono costruite attorno al principio comune della riduzione del consumo di carboidrati.

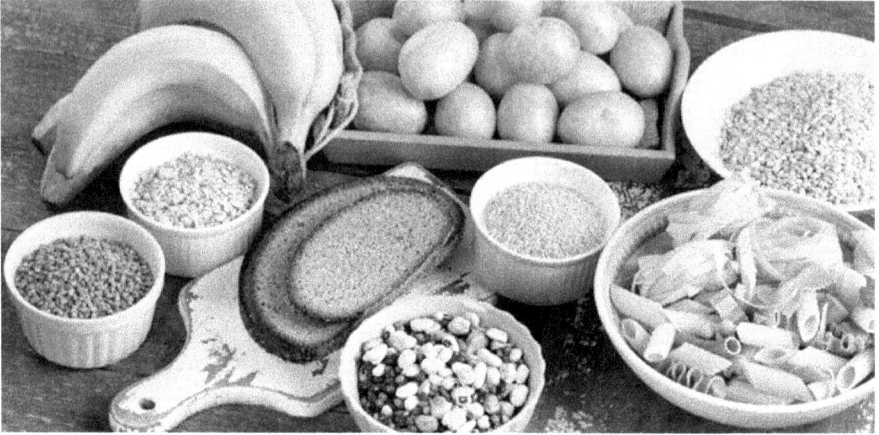

I carboidrati forniscono all'organismo circa 4 kcal per ogni grammo. Quando disponibili, sono la risorsa energetica preferita, e vengono metabolizzati per primi.

I principali elementi che contengono carboidrati sono:

· Cereali e derivati

· Patate

· Frutta e verdura

· Legumi.

A seconda della loro complessità, dividiamo a loro volta i carboidrati in tre categorie:

· Monosaccaridi, cioè zuccheri semplici formati da una molecola (ad esempio il glucosio o il fruttosio).

· Disaccaridi, formati da due molecole, come per il lattosio o il saccarosio. Li troviamo ad esempio nello zucchero da cucina, nel miele o nel latte.

· Polisaccaridi, zuccheri complessi formati da oltre due molecole, come l'amido. Li troviamo nel pane, nella pasta, nel riso e dei derivati dei cereali in generale.

I Grassi

I grassi, o lipidi, forniscono un apporto di circa 9 kcal per ogni grammo e svolgono una funzione strutturale, consentendo al corpo di creare una riserva di energia. Contribuiscono inoltre alla corretta regolazione degli ormoni e al buon funzionamento del sistema immunitario.

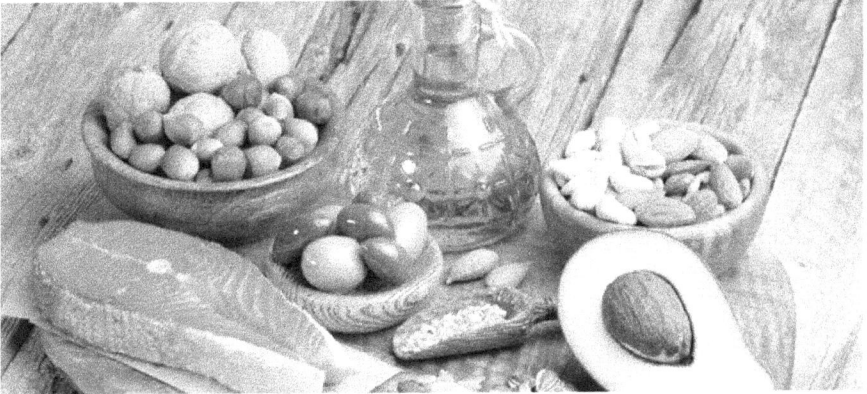

I principali alimenti che contengono grassi sono:

· Carne e pesce

· Uova

· Latte e derivati

· Olii

· Frutta secca

Anche qui possiamo fare una distinzione, dividendo i grassi tra:

· Saturi, derivanti da fonti animali come la carne e dai latticini, i principali responsabili dell'innalzamento del colesterolo.

· Monoinsaturi, presenti nell'olio di oliva, in alcuni vegetali come l'avocado e nell'uovo

· Polinsaturi, si trovano nel pesce e negli animali erbivori, ma anche nei vegetali come la frutta secca.

· Trans, hanno origine chimica dalla lavorazione delle margarine. Si trovano nei prodotti da forno industriali e vanno sempre evitati il più possibile.

Le Proteine

Le proteine infine forniscono circa 4 kcal per ogni grammo. Sono composte da amminoacidi e hanno, tra le altre, funzione strutturale, essendo presenti in grandi quantità in tutti i tessuti dell'organismo umano. Hanno inoltre funzione regolatrice degli enzimi, permettono il movimento, sono importanti per le difese immunitarie e, all'occorrenza, costituiscono una fonte energetica.

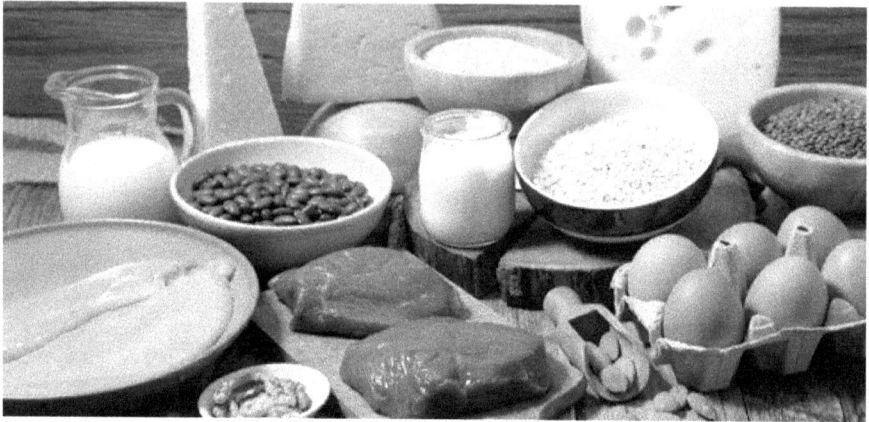

Le proteine si trovano soprattutto all'interno di:

- Carne e pesce
- Legumi
- Frutta secca
- Prodotti derivati dagli animali (uova, latte e latticini).

Quasi sempre, gli alimenti contengono tutti e tre i macronutrienti, anche se in percentuali profondamente diverse. Tradizionalmente, si è sempre ritenuto che un'alimentazione equilibrata debba prevedere all'incirca un 50-60% del fabbisogno calorico giornaliero derivante da carboidrati, e il restante 40-50% fornito in quote circa equivalenti da grassi e proteine. All'estremo opposto, le diete low carb raccomandano di assumere circa il 50-60% del fabbisogno calorico dai grassi, il 40/50% dalle proteine, e una percentuale trascurabile dai carboidrati.

Come regola generale, chi decide di intraprendere un percorso di digiuno intermittente, in assenza di diverse indicazioni, assumerà alimenti che rispettino a grandi linee la ripartizione dei macronutrienti relativa alla dieta preferita, o che comunque ha deciso di seguire, il tutto all'interno delle finestre temporali previste.

Chi invece sostanzialmente non segue alcun regime particolare, potrà limitarsi a variare la propria alimentazione, ricavando i nutrienti di cui si ha bisogno da fonti diverse. Resta sempre valida la regola di consumare pochi alimenti lavorati o industriali, preferendo cibi freschi e di stagione.

Se l'obiettivo è quello di perdere peso, la soluzione imprescindibile, al di là della dieta scelta, è quella di prevedere un deficit calorico costante nel tempo. In parole povere: mangiare un po' di meno e muoversi un po' di più, fosse anche solo camminando. So perfettamente che ci sono guru televisivi che promettono il dimagrimento mangiando a volontà; sinceramente non ci credo.

Indipendentemente dalla scuola di pensiero, bene o male tutti concordano su un altro punto importante: la necessità di mantenere costante il quantitativo di proteine assunto. La restrizione calorica, infatti, predispone l'organismo a considerare le proteine come combustibile alternativo, ed è per questo che non possiamo ridurle. L'assunzione di proteine, infatti, oltre a stimolare il senso di sazietà, preserva il tessuto muscolare, giovando anche alla salute del sistema immunitario. Tra carboidrati e grassi si può prediligere uno o l'altro approccio, ma eliminare le proteine alla lunga porta all'impoverimento della massa magra, il che è un risultato del tutto indesiderabile. Solitamente, si sceglie di optare per il taglio dei carboidrati, privilegiando l'assunzione di grassi, per i soggetti con resistenza insulinica maggiore, ma qui sconfiniamo nel campo delle patologie, di cui al momento non ci stiamo occupando.

Passiamo all'argomento dei micronutrienti che, come abbiamo detto, vengono definiti tali in quanto il fabbisogno umano ne prevede l'assunzione in quantitativi molto ridotti, nell'ordine di milligrammi o microgrammi al giorno. Si parla meno di questa categoria di nutrienti, è un dato di fatto; questo non perché siano meno importanti, bensì perché sono meno legati a concetti di dieta e dimagrimento, e pertanto se ne parla principalmente a livello patologico o comunque specialistico (vedi le diete renali, in cui l'apporto di sodio, potassio e fosforo deve essere rigidamente controllato). In effetti, i micronutrienti non forniscono energia, ma svolgono una funzione essenziale, intervenendo nella maggior parte dei processi biochimici.

I micronutrienti si dividono in due grandi famiglie: le vitamine e i minerali. Le sostanze di entrambe le categorie sono reperibili soprattutto tramite il consumo frutta e verdura. Mentre con i macronutrienti è più facile eccedere, e da qui nasce l'esigenza delle diete, nel caso dei micronutrienti si verifica più frequentemente il caso opposto, ovvero quello di una carenza. Non per questo l'assunzione di integratori è sempre una buona idea; se assunti in quantità eccessive e fuori dal controllo medico gli integratori possono causare disturbi anche gravi, per cui, a meno di esigenze particolari si consiglia sempre di prediligere fonti naturali, rispetto all'integrazione.

Le Vitamine

Le vitamine sono, per definizione, composti che l'organismo umano non è in grado di sintetizzare in quantità sufficiente e che, pertanto, necessitano di essere assunte tramite alimentazione o, in caso di carenze, integrazione.

Si tratta di una famiglia piuttosto numerosa, i cui membri possono essere classificati a seconda della solubilità; distinguiamo tra vitamine liposolubili (solubili nel grasso), come la A, D, E e K, e vitamine idrosolubili (solubili in acqua), come le vitamine C, H, PP e tutto il gruppo B. Le vitamine liposolubili possono essere immagazzinate in piccole quantità dall'organismo, venendo assorbite nell'intestino; questo non è vero per le vitamine idrosolubili, che vengono facilmente espulse tramite la diuresi.

Vediamo una rapida descrizione delle vitamine e dei loro effetti sull'organismo umano, partendo dalle vitamine liposolubili.

Vitamina A

Il termine vitamina A si riferisce a diversi composti presenti in natura, ossia il retinolo, il retinale e l'acido retinico, i cui precursori (sostanze necessarie per la sintesi) sono i carotenoidi, tra cui il beta-carotene. La vitamina A è fondamentale per lo sviluppo del feto, la differenziazione cellulare, il sistema immunitario, la pelle e la vista. La troviamo principalmente nei vegetali colorati (che contengono beta-carotene), nel latte, burro e in generale nei derivati del latte e nelle uova.

Vitamina D

La vitamina D comprende le vitamine D2, cioè l'ergocalciferolo, e D3, ossia il colecalciferolo. La D3 viene sintetizzata dall'organismo nello strato cutaneo attraverso l'esposizione di luce solare, mentre la D2 si assume tramite l'alimentazione. Entrambe vengono attivate da reni e fegato, che le rendono utilizzabili dal corpo, con la funzione di assorbire il calcio ed eliminare il fosforo in eccesso. Alla carenza di vitamina D si ricollegano le patologie ossee, gli stati depressivi e altri sintomi psichici e neurologici. L'esposizione al sole rimane determinante.

Vitamina E

Come nel caso della vitamina A, anche qui abbiamo una famiglia di composti, i tocoferoli e i tocotrienoli; otto in tutto. Queste sostanze, la cui funzione è principalmente antiossidante, sono presenti principalmente negli olii vegetali e nei frutti e semi oleosi. È molto raro soffrire di carenza di queste vitamine.

Vitamina K

La vitamina K comprende due famiglie di sostanze; la K1 presente nei vegetali, soprattutto nelle verdure verdi a foglia larga, e la K2 prodotta nell'intestino dalla flora batterica. La vitamina K è indispensabile per la funzione di coagulazione e per il metabolismo del tessuto osseo. La carenza di vitamina K può portare a fenomeni di osteoporosi e calcificazione delle arterie, ma è sufficiente alimentarsi in modo corretto per prevenire questo tipo di problemi.

Passiamo ora alla descrizione delle vitamine idrosolubili.

Vitamina B1

La vitamina B1 è fondamentale per il metabolismo dei carboidrati e degli amminoacidi, permettendo di scomporre il glucosio, che altrimenti andrebbe a formare acido lattico. Quantitativi non sufficienti di vitamina B1 possono causare malattie nervose, cardiache e disturbi alla memoria, nonché danni celebrali. Deficit di entità minori invece causano sensazione di stanchezza e debolezza, perdita di appetito e sbalzi di umore. In determinate situazioni, come lo stato di gravidanza, l'esercizio fisico pedante o alcune patologie, nelle quali l'organismo avverte la necessità di maggiori quantitativi di vitamina B1, risulta sufficiente consumare un quantitativo maggiore di legumi, cereali integrali, lievito o alimenti di origine animale, ad esempio molluschi.

Vitamina B2

La vitamina B2 è presente in molti alimenti, primi tra tutti le uova, legumi, cereali integrali, verdure, fegato e latticini. Questa vitamina possiede un ruolo antidermatitico, e in effetti la sua carenza si evidenzia con lesioni agli angoli delle labbra e dermatite seborroica.

Vitamina PP

Nota anche come niacina o vitamina B3 è coinvolta nel metabolismo energetico e po' essere sintetizzata dal nostro organismo a partire dal triptofano, un aminoacido essenziale. Il deficit di niacina causa la pellagra e, in effetti, il nome PP deriva infatti proprio dall'acronimo inglese Pellagra Preventing. Una carenza di vitamina PP si manifesta con disturbi della pelle, diarrea e, nei casi più gravi, demenza. Si può assumere vitamina PP consumando latticini, uova, carne, cereali integrali e lievito.

Vitamina B6

La vitamina B6 è implicata nel metabolismo degli amminoacidi, a parte questo, come le vitamine B2 e PP, ha funzioni antidermatitiche e, in effetti, è presente nei medesimi alimenti.

Vitamina B9

La vitamina B9, o acido folico, ha sostanzialmente proprietà antianemiche, come la vitamina B12, di cui parliamo dubito sotto. A differenza di questa però, è contenuta in diversi vegetali verdi e legumi. È inoltre importante per la sintesi del DNA e in caso di gravidanza, in quanto favorisce lo sviluppo dell'embrione.

Vitamina B12

La vitamina B12 è presente esclusivamente nelle fonti animali, inclusi uova e latticini. Per questo motivo è spesso oggetto di controversie quando si parla di alimentazione vegana. Unica tra le vitamine idrosolubili, la vitamina B12 può essere assorbita dall'intestino, depositandosi successivamente nel fegato. Alcune patologie gastriche possono causarne carenza, proprio per il suo mancato assorbimento. La conseguenza principale della carenza di vitamina B12 è l'anemia, e in generale i sintomi sono stanchezza e debolezza.

Vitamina H

La vitamina H o vitamina B8 è una delle sostanze più importanti dal punto di vista del metabolismo. È difficile riscontrarne una carenza, che può tuttavia condurre all'alopecia o determinare congiuntivite. Si trova in molti alimenti, tra cui vegetali verdi, carne e uova.

Vitamina C

Terminiamo con la vitamina C, che da sempre associamo agli agrumi e alla prevenzione dell'influenza. In realtà le funzioni svolte da questa sostanza non si limitano a quella immunitaria: la vitamina C partecipa alla sintesi del collagene, alla riparazione dei tessuti danneggiati e possiede importanti funzioni antiossidanti. La carenza di vitamina C è all'origine dello scorbuto, malattia tipicamente riscontrata nei marinai che erano costretti a lunghi periodi per mare, in assenza di frutta e verdura fresche. Una sua carenza determina quindi fragilità vascolare, sanguinamento delle gengive, emorragie, debolezza, apatia e predisposizione ad altre malattie. La troviamo in grandi quantità nelle verdure fresche, negli agrumi e nei kiwi.

Minerali e Oligoelementi

I minerali, altrimenti detti oligoelementi, sono composti inorganici delle quali l'organismo umano ha bisogno in minime quantità; per questo motivo vengono anche definiti elementi traccia. In realtà, minerale e oligoelemento sono due concetti diversi, dal momento che i primi sono presenti in quantità molto maggiore rispetto ai secondi. Tra i minerali maggiormente studiati annoveriamo calcio, magnesio, potassio, e sodio. Per quanto riguarda invece gli oligoelementi, ci occuperemo di ferro, rame, selenio, iodio e zinco. È importante fare presente che lo studio di queste categorie di micronutrienti è qualcosa di relativamente recente; non tutte le loro proprietà sono state scoperte, e non tutti gli scienziati concordano sulla loro reale utilità. In compenso, si tratta spesso di sostanze tossiche che possono generare accumuli nell'organismo umano, e pertanto la loro integrazione va valutata con grande attenzione.

Zinco

Lo zinco svolge tre funzioni principali: catalitica, strutturale e regolatoria. Come catalizzatore, è responsabile dell'attivazione di moltissimi enzimi responsabili della sintesi di proteine e acidi nucleici. Per questo motivo lo zinco è particolarmente importante per la crescita e la riparazione dei tessuti. Lo troviamo soprattutto nelle uova, nei legumi e latticini, nelle noci e nei cereali integrali, oltre che nella carne. Alcuni farmaci diuretici o a base di cortisone, oltre agli antidepressivi, possono causare carenza di zinco.

Rame

Il rame è anch'esso un catalizzatore e contribuisce al metabolismo energetico, oltre che al metabolismo del ferro e al corretto funzionamento del sistema nervoso. Lo troviamo nel fegato, nella carne, nei frutti di mare, nelle noci, legumi e cereali integrali. La carenza di rame provoca anemia e malfunzionamento del midollo spinale. Alcune malattie genetiche, al contrario, possono causarne l'accumulo nel nostro organismo, con conseguente tossicità.

Ferro

Il ferro è indispensabile per il trasporto dell'ossigeno nel sangue e per la funzionalità muscolare. Inoltre, come il rame, si tratta di un oligoelemento essenziale per il corretto funzionamento del sistema nervoso, e in effetti si tratta del minerale maggiormente presente all'interno del cervello. Il suo assorbimento nell'intestino tenue viene agevolato dalla vitamina C. Una volta assorbito, viene accumulato nel fegato e nel midollo osseo sotto forma di ferritina. La carenza di ferro porta all'anemia, ma una quantità eccessiva rischia di essere altrettanto dannosa, in quando provoca la formazione radicali liberi e favorisce lo sviluppo di tumori. Gli alimenti più ricchi di ferro sono le carni. La più ricca è quella di rana, seguita poi dal cavallo, lo struzzo, quella bovina, suina, dal pollame e dal pesce.

Iodio

Lo iodio è responsabile del corretto funzionamento della tiroide, che a sua volta regola diverse funzioni dell'organismo tra cui il dispendio energetico. Una tiroide attiva in effetti aiuta a mantenere una buona forma fisica. Durante la gravidanza il malfunzionamento della tiroide può compromettere lo sviluppo del feto, mentre nell'adulto una carenza di iodio può causare il gozzo e ipotiroidismo. La carenza può dipendere da un reale deficit di assunzione negli alimenti e nell'acqua, oppure dall'assunzione eccessiva di sostanze che ne impediscono l'assorbimento, come i cavoli crudi. Le principali fonti di iodio sono il pesce e le verdure coltivate in terreni ricchi di questo minerale. Può essere assunto anche attraverso il sale iodato, che si trova in qualsiasi supermercato.

Selenio

Il selenio è uno degli oligoelementi di studio più recente, per cui i suoi effetti non sono ancora totalmente chiari. Ad oggi sappiamo che la seleniocisteina, molecola incorporata in talune proteine, agisce a difesa dell'ossidazione dei tessuti. Il selenio ha inoltre proprietà immunizzanti e partecipa alla sintesi del DNA e al metabolismo degli ormoni tiroidei. Il selenio viene assorbito nell'intestino e una sua carenza si ricollega a diverse patologie scheletriche e cardiache. Le fonti principali di selenio sono i cereali integrali, il pesce e la carne, oltre a frutta e verdura coltivati in terreni ricchi di selenio.

Magnesio

Il magnesio è un elemento fondamentale per un buon funzionamento del sistema nervoso, avendo un effetto distensivo e calmante sui nervi e muscoli. Per questo motivo è un alleato prezioso per ridurre l'eccitabilità e modulare l'umore. Il magnesio aiuta, ad esempio, a sciogliere i crampi, ridurre il mal di testa, la tachicardia, il mal di stomaco e attenuare la sindrome dell'intestino irritabile. Interviene anche nel processo di coagulazione del sangue e nel metabolismo dei grassi, delle proteine e dei carboidrati. Una carenza di magnesio, quindi, può comportare malattie cardiocircolatorie, gastrointestinali e disturbi neuromuscolari. Un sovradosaggio in genere non comporta particolari problemi, salvo che per individui affetti da insufficienza renale, che avranno problemi ad espellerlo e pertanto devono limitarne il consumo. Gli alimenti più ricchi di magnesio sono le verdure a foglia verde come bietole, carciofi e spinaci, le banane, la frutta secca e il cacao, oltre ai cereali integrali.

Potassio

Il potassio partecipa alla contrazione muscolare, contribuisce a regolare la pressione riducendo gli effetti del sodio e riduce il rischio di calcoli renali. Lo troviamo principalmente nella frutta, nella verdura a foglia verde, in pomodori, cetrioli, zucchine, zucca, carote e nei legumi, oltre che nella frutta secca. Una carenza di potassio è molto improbabile, ma può determinare debolezza muscolare, cambiamenti dell'umore, irregolarità del battito cardiaco e un senso di nausea. Alcuni farmaci possono interferire con il corretto smaltimento del potassio da parte del corpo, causando pericolose aritmie. Sembra che livelli più alti di potassio siano correlati anche ad una minore pressione sanguigna. Come per il sodio, di cui parliamo qui sotto, il magnesio va limitato nel caso di insufficienza renale, che ne rende problematico lo smaltimento.

Sodio

Il sodio è un minerale molto abbondante nell'organismo. Regola il passaggio di fluidi e nutrienti e partecipa alla trasmissione dei segnali neurali. Viene immagazzinato nelle ossa, e l'organismo se ne serve per regolare il pH del sangue. Il sodio è presente nel sale da cucina, nei formaggi, salumi, e in generale negli alimenti di origine animale. L'eccesso di sodio è un rischio concreto per tutti; in questo caso aumentano la ritenzione idrica e la pressione sanguigna, fino ad arrivare all'ipertensione, che può determinare danni a cuore e arterie. I medici nutrizionisti consigliano di tenere sempre sotto controllo l'apporto di sodio.

Calcio

Il calcio è fondamentale per il corretto sviluppo di ossa e denti, e in effetti è il minerale maggiormente presente nel nostro organismo. Inoltre, il calcio è determinante per la contrazione muscolare e la trasmissione degli impulsi nervosi. Carenze di calcio possono comportare crampi muscolari, sonnolenza, scarso appetito e nei casi più gravi osteoporosi, oltre al rachitismo, che si verifica in fase di crescita. Un eccesso di calcio al contrario affatica i reni e compromette i vasi sanguigni, calcificandoli, con il rischio di sviluppare anche calcoli renali. Gli alimenti più ricchi di calcio sono i latticini, il sesamo, la salvia, il rosmarino, la frutta secca, i legumi.

Esistono altri minerali e oligoelementi che non trattiamo, in quanto meno noti o presenti in quantità minori; per una trattazione completa vi rimando a testi specializzati.

CAPITOLO CINQUE

LE TIPOLOGIE DI DIGIUNO INTERMITTENTE

In questo capitolo finalmente esponiamo le principali tipologie di regime alimentare che possono essere incluse nella categoria generale del digiuno intermittente. Per ogni dieta esponiamo le caratteristiche principali e, riferendoci alla singola settimana, il numero di ore di alimentazione, il numero di ore di alimentazione, e il numero di ore di digiuno parziale, o alimentazione ridotta, ove presenti. Nei capitoli successivi ci concentreremo sul modello 16:8, il più diffuso, e sulla sua possibile sinergia in abbinamento alla dieta chetogenica.

16:8 o Lean Gains

Ore digiuno settimanali	112
Ore digiuno parziale settimanali	0
Ore alimentazione settimanali	56

Il metodo 16:8 è il più diffuso e sicuramente il più facile da applicare, perché basta avvicinare tra loro i pasti, ad esempio anticipando la cena e ritardando la colazione. La scelta è del tutto personale, e lo schema 16:8 non impone vincoli a chi la applica. Alcune persone preferiscono saltare la cena, lasciando passare del tempo tra l'ultimo pasto e il momento del risposo, mentre altre si sentono più a loro agio rinunciando alla colazione o, ancora, trasformando il pranzo in una colazione arricchita.

Vediamo due esempi pratici di questo approccio.

Colazione	Spuntino	Pranzo	Spuntino
Ore 7:30	Ore 10	Ore 13	Ore 15:30

Pranzo	Spuntino	Cena
Ore 13	Ore 17	Ore 20

Al di fuori di questi orari possono essere consumati solo liquidi privi di calorie, ovverosia acqua, tè o tisane senza zuccheri aggiunti, caffè amaro, anche se la cosa migliore è sempre limitarsi a bere acqua.

È fondamentale mantenere un ritmo regolare, e scegliere degli orari che possono essere rispettati in modo costante durante tutto l'arco della settimana, senza variare in continuazione. L'organismo deve abituarsi, non possiamo continuare a variare gli orari.

Una precisazione importante: questa dieta, come qualsiasi altra, non fa miracoli. Non vanificate i vostri sforzi alimentandovi con cibo spazzatura, o sfogandovi con abbuffate insensate. Il digiuno intermittente migliora il metabolismo, ma se mangiate male non otterrete niente.

5:2 o Fast Diet

Ore digiuno settimanali	0
Ore digiuno parziale settimanali	48
Ore alimentazione settimanali	120

Resa famosa dal medico e giornalista britannico Michael Mosley, la dieta 5:2 è molto nota e applicata. Si chiama dieta 5:2 perché durante cinque giorni a settimana si può mangiare regolarmente, mentre negli altri due le calorie assunte non possono superare le 500 nel caso delle donne, e 600 per gli uomini.

I giorni di digiuno non devono essere consecutivi; un'opzione classica è quella del lunedì e del giovedì di riduzione calorica, mangiando invece regolarmente durante gli altri giorni della settimana.

Anche in questo caso, quando dico "mangiare normalmente" non significa che si è autorizzati a mangiare qualsiasi cosa, in qualsiasi quantità. Resta inteso che chi desidera tenersi in forma deve sforzarsi di mangiare in modo equilibrato e bilanciato. Il dimagrimento implica sempre una riduzione calorica, non c'è via di scampo, e abbinare la dieta all'attività fisica si rivela sempre una scelta vincente.

Eat Stop Eat

Ore digiuno settimanali	24-48
Ore digiuno parziale settimanali	0
Ore alimentazione settimanali	120-144

La dieta Eat Stop Eat è stata creata da Brad Pilon, a seguito di studi sugli effetti del digiuno a breve termine da lui svolti presso l'Università di Guelph in Ontario, Canada. Stando a quanto afferma sul suo sito, Brad Pilon è arrivato a questo piano alimentare mentre stava svolgendo delle ricerche sul digiuno breve proprio presso la suddetta università. La dieta viene illustrata dettagliatamente sul libro scritto da Pilon che, non a caso, si intitola proprio Eat Stop Eat.

Il regime alimentare consiste, in questo caso, nel digiunare totalmente per 24 ore consecutive per 1 o 2 giorni a settimana, mangiando invece normalmente i restanti giorni. Si tratta insomma di una versione più aggressiva della dieta 5:2. Lasciatemelo ripetere: digiunare un giorno e abbuffarsi il successivo non porta a niente di buono.

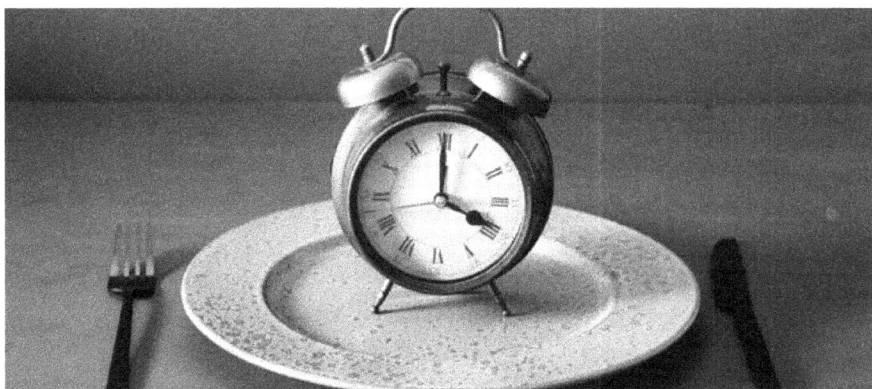

Warrior Diet

Ore digiuno settimanali	0
Ore digiuno parziale settimanali	140
Ore alimentazione settimanali	28

La Warrior Diet, o dieta del guerriero, è un regime che alterna ciclicamente periodi di basso apporto calorico con delle brevi finestre di sovra-alimentazione. Si tratta di una dieta ispirata alle abitudini alimentari di ipotetici antichi guerrieri, che mangiavano poco durante l'arco del giorno e invece si cibavano abbondantemente durante la notte.

Ori Hofmekler, un ex-membro delle Forze Speciali Israeliane da sempre affascinato dal fitness e dalla dietetica, è diventato un noto nutrizionista e scrittore. Tra le varie attività che ha svolto, spicca la creazione della Warrior Diet, il cui successo commerciale non sempre ha rispecchiato le opinioni degli esperti, diversi dei quali lo ritengono un regime estremo e non necessario.

A detta del suo fondatore, questa dieta è rivolta a migliorare il modo in cui mangiamo, ci sentiamo, performiamo e appariamo, e questo avviene mettendo il corpo sotto stress attraverso un apporto calorico ridotto, che attiva i meccanismi di sopravvivenza metabolici. Lo stesso Ori Hofmekler, tuttavia, riconosce che questo regime si basa sulle sue convinzioni e osservazioni, ma prescinde da una analisi scientifica rigorosa.

Nel dettaglio, si tratta di digiunare (o quasi) 20 ore al giorno, e consumare cibo durante 4 ore notturne. Durante le 20 ore di digiuno, si incoraggia l'assunzione di piccole quantità di latticini, uova sode e frutta e verdura cruda, così come liquidi non calorici. Dopo le 20 ore, invece, è possibile assumere qualunque alimento in una finestra temporale ridotta. Si dà naturalmente preferenza al cibo salutare, biologico e non industriale, ma a dire il vero la dieta non prevede regole rigide al riguardo.

ADF o Alternate Day Fasting

Ore digiuno settimanali	0-96
Ore digiuno parziale settimanali	0-96
Ore alimentazione settimanali	72-96

Si tratta di un'altra del digiuno intermittente, il cui principio cardine sta nel digiunare un giorno e mangiare ciò che si desidera il giorno successivo. In questo modo si è costretti a restringere ciò che si mangia per la metà del tempo. Durante i giorni di digiuno, si è autorizzati a bere solamente bevande non-caloriche, come acqua, caffè e tè senza zucchero.

Esiste una versione modificata ed edulcorata dell'ADF che concede l'assunzione di 500 calorie al giorno durante i giorni di digiuno. Commercialmente, questa dieta è nota come Every Other Day Diet, ed è stata creata dalla Dr.ssa Krista Varady, professore associato all'Università dell'Illinois, Chicago.

A livello di dimagrimento, i risultati sembrano essere gli stessi a prescindere dal fatto che le calorie durante il giorno di riduzione siano consumate durante il pranzo, o la cena, o piuttosto attraverso piccoli pasti durante il giorno.

Alcune persone possono trovare più facile digiunare un giorno sì e uno no, piuttosto che seguire una dieta tradizionale. In realtà, tuttavia, uno studio condotto durante il corso di un anno ha indicato che l'aderenza dei partecipanti alla dieta alternata non è stata superiore a quanto avviene per le diete tradizionali.

La maggior parte degli studi sul digiuno alternato utilizzano la versione modificata, che prevede l'assunzione di 500 calorie al giorno, essendo questa ritenuta maggiormente sostenibile del digiuno totale, ma altrettanto efficace.

OMAD o One Meal a Day

Ore digiuno settimanali	161
Ore digiuno parziale settimanali	0
Ore alimentazione settimanali	7

OMAD è l'acronimo inglese che sta per One Meal A Day, ovvero un pasto al giorno. Come è evidente fin dal titolo, si tratta un regime alimentare che prevede di consumare un solo pasto durante l'arco della giornata. Da un certo punto di vista, potremmo dire che si tratta della forma più estrema di digiuno intermittente, un equivalente di una formula 23:1. In realtà, per alcune persone risulta più facile mangiare tutti i giorni, anche se per una sola volta, piuttosto che digiunare per un giorno intero. Si tratta, comunque, di una scelta impegnativa.

Contrariamente a quanto si può pensare, questo regime alimentare è piuttosto diffuso, probabilmente come fenomeno di moda, più che per i miglioramenti fisici scientificamente provati.

L'OMAD prevede poche regole, che ricordano quelle della formula 16:8. È consigliabile mangiare più o meno allo stesso orario ogni giorno, con uno sfasamento di qualche ora al massimo. Si possono bere bevande senza contenuto calorico durante le restanti 23 ore. Anche in questo caso, si può mangiare ciò che si vuole; come sempre, sta al buon senso di ciascuno regolarsi, cercando di non trasformare l'unico pasto in una abbuffata quotidiana.

È una dieta sicuramente semplice, che non costringe a calcolare le calorie o pesare gli alimenti, o ancora valutare il profilo nutrizionale esatto del cibo, ma ci sono evidenti controindicazioni legate alla nascita di desideri alimentari probabilmente poco sani, al senso di fame, alle variazioni glicemiche consistenti. I rischi sono quelli di vanificare lo sforzo, perdere il controllo, sentirsi spesso stanchi e affaticati e soffrire per la difficoltà di ottenere abbastanza nutrienti di cui il corpo ha bisogno ogni giorno.

Water Fasting o Digiuno Ininterrotto

Ore digiuno settimanali	168
Ore digiuno parziale settimanali	0
Ore alimentazione settimanali	0

Digiunare totalmente, ossia astenersi da qualsiasi alimento per periodi anche prolungati di tempo è, come già detto in precedenza, una pratica vecchia di decine di migliaia di anni, spesso intesa come momento meditativo all'interno di una pratica religiosa.

Negli ultimi anni, l'idea è stata riproposta sotto forma di Water Fasting, o Digiuno d'Acqua recuperando rapidamente popolarità come strategia rapida per la perdita del peso in eccesso. Anche qui il nome dice tutto: si tratta di eliminare tutti gli alimenti, assumendo unicamente acqua.

Di fatto, diversi studi clinici hanno dimostrato che il digiuno a base di acqua può avere davvero dei benefici sulla salute, abbassando il rischio di alcune malattie croniche e stimolando l'autofagia, ossia il consumo del grasso depositato. Purtroppo, se è vero che esistono dei benefici, è altrettanto vero che sappiamo poco sui rischi connessi a questo tipo di digiuno, che sicuramente non è adatto a tutti.

La maggior parte dei digiuni di questo tipo durano tra le 24 e le 72 ore. Ci sono molte varianti, tra le quali la Lemon Detox Diet è particolarmente popolare. L'idea sarebbe quella di purificare l'organismo e regolare il pH assumendo unicamente un mix di succo di limone, acqua, sciroppo d'acero e pepe di cayenna, per un massimo di 7 giorni.

Visto il carattere estremamente drastico di questo digiuno, è opportuno iniziarlo solamente sotto supervisione medica, se si è in ottima salute e, abbastanza ovviamente, non durante la crescita o la gravidanza.

La scienza non fornice indicazioni precise su come approcciare regimi di digiuno così impegnativi. Una precauzione sensata può essere quella di trascorrere 3 o 4 giorni preparando il proprio corpo al digiuno, tramite una progressiva riduzione dell'apporto calorico, oppure digiunando per parte del giorno, come nel caso delle diete 16:8 o OMAD.

Una volta cominciato il digiuno, non si dovrebbe bere nulla tranne che acqua, o la mistura di limone se seguiamo la Lemon Detox. Bisogna aspettarsi di consumare circa 2-3 litri di acqua al giorno. Dopo un tempo che va da 1 a 3 giorni, si inizia a reintegrare lentamente gli alimenti. Un'abbuffata incontrollata può essere infatti molto pericolosa, determinando un rapido cambiamento nei fluidi e nel livello di elettroliti presenti nell'organismo. La regola di massima è quella di prendersi un tempo pari a quello del digiuno per reintegrare gli alimenti nella propria dieta, partendo da quelli più digeribili, come frutta e verdura, per aggiungere poi quelli più complessi con gradualità.

CAPITOLO SEI

I PRO E I CONTRO

Rispetto ad altri approcci dietetici, la maggior parte delle persone trova il digiuno intermittente relativamente più semplice da seguire, dal momento che non vieta nessun alimento in particolare. Molte persone ritengono preferibile astenersi dal cibo per qualche ora in più, piuttosto che doversi privare per mesi dei loro cibi preferiti.

I body-builder, addirittura, sostengano che digiunare in modo intermittente permetta di aumentare il volume della massa muscolare senza correre il rischio di un aumento parallelo della massa grassa.

Per questi e altri motivi il digiuno intermittente ha guadagnato in quest'ultimo periodo una sempre crescente attenzione e popolarità. Agli studi scientifici toccherà il compito di confermarne la validità a lungo termine. Per ora ci limitiamo a riportare i dati a nostra disposizione.

Facciamo riferimento all'articolo Effects of Intermittent Fasting on Health, Aging, and Disease dei dottori Rafael De Cabo del National Institute of Aging di Baltimora e Mark Mattson della Johns Hopkins University, entrambi di Baltimora, negli Stati Uniti. Mark Mattson, in particolare, segue il digiuno intermittente da circa vent'anni, e afferma che alimentarsi in maniera intermittente è una scelta che può far parte di uno stile di vita sano; in questo caso, quindi, non si tratta di una dieta per perdere peso, ma di un vero e proprio stile di vita.

Mattson sostiene che l'esaurimento delle riserve di glucosio e il ricorso al grasso come fonte energetica, aiuterebbero a regolare la glicemia e migliorerebbero la resistenza allo stress. Altri benefici indotti dal digiuno si estenderebbero a una riduzione della pressione sanguigna, dei livelli di trigliceridi nel sangue e del battito cardiaco a riposo.

Ma l'autore si spinge oltre. Anche se ci sarà bisogno di approfondire con altre ricerche, secondo Mattson non si deve escludere che in futuro la dieta del digiuno intermittente possa diventare una delle possibilità per prevenire o quanto meno ritardare l'inizio di un processo neurodegenerativo.

Alcuni degli studi citati da De Cabo e Mattson affermano che:

- Il digiuno intermittente, attivando determinati ormoni (che, come la noradrenalina, influenzano la combustione dei grassi), contribuisce innalzare il metabolismo basale (ossia il dispendio energetico di una persona a totale riposo) in modo evidente, con incrementi che vanno dal 3% al 14%.

- Il digiuno intermittente può di per sé, a parità di calorie assunte, determinare una perdita di peso del 3-8% nell'arco di 3-24 settimane. Secondo lo stesso studio, le persone coinvolte avrebbero perso anche tra il 4% e il 7% del girovita, evidenziando in modo inequivocabile una perdita significativa di grasso addominale che, accumulandosi attorno agli organi, è causa di molti disturbi.

- Il digiuno intermittente causerebbe minore perdita di tono muscolare rispetto alla restrizione calorica continua delle diete tradizionali

Alcuni detrattori di questo approccio alimentare sostengono che la sua efficacia è sostanzialmente dovuta alla maggiore facilità di ridurre le calorie limitando il numero di pasti giornalieri, piuttosto che a reali effetti fisiologici. In ogni caso, veri o presunti che siano, procediamo con una breve esposizione di benefici e rischi connessi all'adozione di questo regime di restrizione alimentare, qui riassunti in una tabella comparativa.

Effetti positivi del digiuno	Effetti negativi del digiuno
Stimolo Ormeico	Difficile gestione dell'appetito
Autofagia (per digiuni prolungati)	Spossatezza fisica
	Spossatezza mentale
Ottimizzazione profilo ormonale	Irritabilità
Incremento GH	Eccesso di chetosi (per soggetti diabetici)
Migliore sensibilità insulinica	
Effetto antinvecchiamento	
Rafforzamento sistema immunitario	
Prevenzione di malattie	

Benefici del digiuno intermittente

Sembra che il digiuno intermittente, oltre a favorire la perdita di grasso corporeo, sia in grado di attivare una serie di reazioni benefiche, tra cui:

- Stimolo ormeico, inteso come uno stress a cui in corpo reagisce rinforzandosi. Se eseguito correttamente, il digiuno intermittente produce una risposta riparativa e rinforzante da parte dell'organismo, come succede quando ci si sottopone ad un allenamento fisico. Questo contribuirebbe alla riduzione delle infiammazioni, alla salute del cuore e del cervello e alla riduzione dei fattori di rischio legati al cancro.

- Autofagia, ossia il nutrirsi di sé stessi. Il deficit calorico spinge il corpo a cannibalizzarsi, nutrendosi delle parti vecchie o danneggiate, velocizzando in questo modo il meccanismo di rigenerazione cellulare. In realtà, l'autofagia è stata osservata soprattutto nei casi di digiuno prolungato. Esula dunque dalla nostra trattazione in senso stretto, perché questo non è il caso del digiuno intermittente, che invece vede in primo piano il meccanismo della lipolisi, ossia della scissione dei grassi.

- Ottimizzazione del profilo ormonale. L'organismo umano modula la produzione di ormoni in base all'alimentazione; quando è sottoposto a digiuno, regola la produzione di cortisolo, testosterone e glucagone, di fatto accelerando il metabolismo dei lipidi.

La rivista americana Healthline, che si occupa di scienza della nutrizione, ha più volte elogiato il digiuno intermittente, evidenziandone altri effetti positivi:

- Incremento della produzione di GH, o ormone della crescita, fino a cinque volte, con effetti notevoli sul dimagrimento e sulla crescita muscolare.

- Miglioramento della sensibilità insulinica; abbassando il livello di insulina nel sangue, l'organismo è costretto ad attingere al grasso corporeo, che di fatto viene reso maggiormente accessibile.

- Potenziamento dei processi di rigenerazione cellulare (che spinti al limite portano all'autofagia, di cui già si è parlato).

- Potenziamento della funzionalità dei geni correlati alla longevità e alla protezione dalle malattie. In particolare, test di laboratorio effettuati sui topi hanno provato un allungamento della vita media di questi animali di un fattore che varia dal 36% all' 83%.

- Prevenzione da alcune malattie: sembra che la pratica del digiuno intermittente aiuti a combattere la predisposizione a diverse patologie, tra cui diabete e ipertensione.

Controindicazioni del digiuno intermittente

Abbiamo detto più volte che gli studi scientifici relativi alla pratica del digiuno intermittente sono ancora pochi, e questo vale soprattutto per il discorso degli effetti collaterali o comunque negativi.

Abbiamo anche già detto che, come per qualsiasi variazione alla propria dieta, prima di intraprendere questo tipo di percorso sia opportuno consultare uno specialista allo scopo di valutare il proprio stato di salute generale, e che le donne in stato interessante o che allattano, le persone anziane, i bambini e, in generale, le persone affette da patologie incompatibili dovrebbero evitare di praticarlo. Vediamo rapidamente i più diffusi effetti indesiderati.

- La gestione dell'appetito è un fatto soggettivo, ma una cosa è certa: almeno all'inizio, digiunare per 16 o più ore non è semplice. Ci sono persone che hanno bisogno di mangiare, magari poco, ma più volte al giorno. Ci sono persone che se saltano un pasto letteralmente non stanno in piedi. Questo porta a trasgredire, magari di nascosto, giustificandosi con la stanchezza della giornata, con il momento stressante, o altre scuse più o meno plausibili, che però portano al fallimento della dieta, con conseguenze sgradevoli a livello psicologico e fisico, perché come per qualsiasi altra dieta dimagrante, se digiunerete per finta è molto probabile che vi ritroverete, alla fine, più grassi di come avete cominciato.

• I problemi di spossatezza fisica e mentale, nonché di irritabilità, sono comuni a cui intraprende la pratica del digiuno intermittente. Saltare un pasto non piace a nessuno, siamo onesti. Astenersi dal cibo causa ipoglicemia, che poi è proprio quello che vogliamo ottenere, perché la mancanza di zuccheri nel sangue innesca la gluconeogenesi e quindi, come abbiamo visto, l'utilizzo del grasso corporeo per il sostentamento, il che porta a dimagrire; ciò nonostante, almeno nelle fasi iniziali, in genere per il primo mese, si è soggetti a sintomi quali stanchezza, sudori freddi, difficoltà di prendere sonno, cattivo umore. Naturalmente tutto ciò è legato ad una fase di adattamento, durante la quale il nostro organismo è disorientato, il che lo porta successivamente a decidere di ricavare l'energia necessaria dal grasso corporeo, per cui si tratta di una condizione sostanzialmente passeggera, fermo restando che non tutti siamo adatti a questo tipo di alimentazione. Per completezza, devo riportare che ci sono studi che sostengono il contrario, affermando che il digiuno intermittente favorirebbe la produzione di serotonina, con conseguente senso di pace, soddisfazione e relax. Purtroppo, la carenza di evidenze scientifiche rende difficile esprimere certezze.

• Una chetosi incontrollata può sfociare in un eccesso di chetoni nel sangue, detto chetoacidosi, che sarebbe l'acetone di cui alcuni di noi soffrivano da piccoli. In realtà, questo non succede praticamente mai nel caso del digiuno intermittente, salvo nei casi di persone affette da diabete di tipo I, che dovrebbero comunque modificare la propria alimentazione sono sotto stretto controllo medico. La difficoltà a produrre insulina potrebbe portare a livelli incontrollati di zuccheri e chetoni nel sangue, con gravi conseguenze su fegato e reni che possono portare addirittura al coma e alla morte. Lo ribadisco, questo non vale praticamente mai per le persone sane.

È doveroso aggiungere che il digiuno intermittente pare prevenire con efficacia il diabete di tipo II, quello dovuto all'eccesso di alimentazione, andando ad alleviare i sintomi dei pazienti che ne sono affetti. Una volta di più: ne sappiamo ancora troppo poco.

In definitiva, con le dovute premesse, un soggetto sano che desideri perdere peso può avvicinarsi tranquillamente alla pratica del digiuno intermittente, sperimentandone i molteplici benefici.

A livello di efficacia, il rischio è che questa pratica diventi il rifugio di tutte le persone che, incapaci di controllare la propria alimentazione nella quotidianità, preferiscono concentrare i loro sforzi in qualche giorno di digiuno, sperando in un risultato rapido. Purtroppo, i miracoli non esistono, quantomeno in campo dietetico: i risultati rapidi, altrettanto rapidamente svaniscono, lasciando l'organismo in uno stato di stress che innesca una spirale di propositi impossibili da mantenere, abbuffate, senso di colpevolezza, frustrazione e depressione dalla quale poi diventa difficile uscire.

La salute del corpo passa attraverso delle buone e semplici regole ripetute nel tempo, e seguendo una dieta equilibrata ogni giorno per lunghi periodi sarete comunque in grado di ottenere la forma fisica desiderata. Questo significa migliorare in modo costante e sistematico la qualità della propria vita.

Il successo sta dalla parte di chi ha il coraggio di modificare le proprie abitudini giorno dopo giorno, senza affidarsi a soluzioni lampo, cercando di trovare il modo di regolare la propria quotidianità secondo uno schema sano, da portare avanti tutta la vita.

Pertanto, oltre a consultare uno specialista, prima di avvicinarsi alla pratica del digiuno sarebbe opportuno consultare anche sé stessi, chiedendosi quali siano i propri obbiettivi a breve e lungo termine, quale sia la propria motivazione, e quanto siamo disposti a impegnarci per raggiungere l'obbiettivo che ci siamo prefissati.

CAPITOLO SETTE

LA DIETA CHETOGENICA

vrete notato che, molto spesso, i concetti di digiuno intermittente e dieta chetogenica vengono accoppiati. Un po' per moda, un po' perché effettivamente le due strategie lavorano bene insieme.

Quando abbiamo esposto le varie tipologie di digiuno intermittente, è sempre stata fatta una importante precisazione: digiunare per poi abbuffarsi non porta a niente. Anzi, lasciatemi essere più preciso: porta a ingrassare. L'organismo, messo in allarme dai periodi di ristrettezza, immagazzina tutto quello che può, per mettersi al riparo da eventuali altri digiuni futuri. Che fare allora?

La cosa migliore è, senza alcun dubbio, abbinare al digiuno un regime controllato. Qualsiasi dieta è meglio che nessuna dieta ma, come vedremo poi, ci sono ragioni per le quali la dieta chetogenica si abbina in modo particolare efficace al digiuno intermittente.

Cosa è la dieta chetogenica?

La dieta chetogenica nasce negli Anni '20 per aiutare i bambini soggetti ad attacchi epilettici, nei confronti dei quali i farmaci in uso all'epoca non riuscivano a costituire una cura efficace. Con l'avvento di nuovi farmaci, non tantissimi anni dopo, questo regime alimentare cade in disuso.

Il revival arriva negli Anni '60 e '70, in seguito al benessere economico della società occidentale che, inevitabilmente, ha portato ad un forte aumento del numero di persone in sovrappeso, con conseguente ritorno all'interesse nei riguardi di diete alternative. Risalgono a quel periodo il controverso PSMF (Protein Sparing Modified Fast, o digiuno modificato a risparmio di proteine), dieta che prevedeva un basso apporto di grassi e carboidrati, con l'intento di preservare le proteine dell'organismo e di sfruttare il grasso corporeo come fonte di sostentamento. Da quel momento in poi, si è verificata una fioritura di regimi alimentari a basso contenuto di carboidrati, o diete low carb, di cui abbiamo già parlato in un altro volume. Al di là delle differenze procedurali, il meccanismo di base rimane lo stesso: limitare al massimo l'assunzione di carboidrati, per effettuare uno spostamento metabolico in favore del consumo del grasso corporeo, e assumere la quantità di proteine strettamente necessaria alla preservazione della massa magra. I grassi forniscono la maggior parte dell'introito calorico giornaliero, che comunque deve rimanere controllato, a seconda degli obbiettivi di chi intende seguire la dieta.

Si torna a parlare esplicitamente di dieta chetogenica a seguito degli effetti miracolosi di questo regime alimentari sul figlio del produttore hollywoodiano Jim Abrahams, affetto da grave epilessia. Da qui in poi, la dieta torna alla ribalta, e tutt'ora è una tra le diete più popolari in assoluto.

Allo stato attuale, la dieta chetogenica ha tre applicazioni principali:

* Il rapido dimagrimento

* La cura di patologie metaboliche, tra cui eccesso di glicemia, di trigliceridi o ipertensione

* La gestione dei sintomi associati all'epilessia infantile

Come funziona la dieta chetogenica?

Come abbiamo già detto, la regola principale consiste nell'assunzione di medi quantitativi di proteine e alte quantità di grassi a discapito dei carboidrati, che vengono severamente penalizzati. Rispetto ad altre popolari diete low-carb, in primis la dieta Atkins, La dieta chetogenica mantiene un controllo sul quantitativo di cibo consumato e sulla qualità degli ingredienti scelti. Le abbuffate nel weekend sono da dimenticare.

Ricapitolando, i principi cardine della dieta chetogenica sono due:

1. Il controllo dell'apporto calorico giornaliero

2. La ripartizione dei nutrienti secondo regole ben precise, con forte penalizzazione per i carboidrati

Per una trattazione del primo punto vi rimandiamo al primo volume della serie, La Dieta Chetogenica. Resta inteso che una quantità di nutrienti inferiore al fabbisogno giornaliero porta a perdita di peso, ma è il secondo punto che caratterizza questo tipo di alimentazione perché, se è vero che si può perdere peso con qualunque dieta, è altrettanto vero che molte diete non si pongono il problema di cosa stiamo perdendo. La dieta chetogenica, al contrario, è fortemente focalizzata sulla perdita di massa grasso, preservando al contempo la massa magra e quindi, in definitiva, la buona funzionalità dell'organismo.

Nel dettaglio, la ripartizione dell'apporto calorico va a determinare le quantità di nutrienti assunti come spieghiamo di seguito.

La dieta chetogenica prevede una ripartizione secondo lo schema seguente: 10% carboidrati, 20% proteine, 70% grassi. I carboidrati vanno comunque limitati a 50g giornalieri. Prestate attenzione: queste percentuali sono riferite all'apporto calorico giornaliero, non al peso dei singoli nutrienti. facciamo un esempio per chiarire.

Supponiamo che si decida di assumere 2000 Kcal giornaliere; in base a quanto detto, dovremo assumere 200 Kcal dai carboidrati, 400 Kcal dalle proteine e 1400 Kcal dai grassi. Ricordando che, con buona approssimazione, proteine e carboidrati sviluppano 4 Kcal per grammo, e che i grassi sviluppano 9 Kcal per grammo, assumeremo quindi ogni giorno 50g di carboidrati, 100g di proteine e corca 155g di grassi.

Ci sono numerosi siti web e app per smartphone che rendono semplicissimi questi calcoli.

A livello biochimico, come abbiamo già visto, quando l'organismo esaurisce energie derivanti dai carboidrati, cerca di reperire le risorse energetiche di cui ha bisogno utilizzando le riserve di grasso accumulato che ha a disposizione. Di fatto, quasi tutte le cellule del nostro organismo hanno la possibilità di sfruttare l'energia derivante dal metabolismo dei carboidrati come da quello dei grassi; anche le proteine possono essere utilizzate come combustibile, ma questo non è auspicabile, perché rischia di portare ad utilizzare la massa magra, che invece vogliamo preservare. Nel momento in cui viene meno il glucosio, la combustione dei grassi fa sì che il fegato produca i corpi chetonici tramite una reazione di gluconeogenesi, ed entriamo nella cosiddetta chetosi. In questo stato i corpi chetonici, che hanno una velocità di assimilazione paragonabile a quella degli zuccheri, di fatto diventano il combustibile dei muscoli, del cuore e del cervello; se i grassi introdotti nella dieta non sono sufficienti, a causa di un apporto calorico giornaliero controllato, ecco che andremo ad intaccare le riserve adipose, ossia, in una parola, dimagriremo. La massa magra corporea non verrà intaccata, dal momento che la quantità di proteine assunte con la dieta sarà sufficiente a metterla al sicuro.

Insomma, la chetosi è la condizione auspicabile per chi desidera dimagrire tramite la dieta chetogenica, ma come capiamo di essere in stato di chetosi? I metodi sono due: o tramite le analisi del sangue o, più comodamente, tramite l'analisi delle urine, che può essere tranquillamente eseguita a casa, utilizzando cartine di test facilmente reperibili in farmacia. Nelle fasi iniziali della dieta, la chetosi è accompagnata da tipici sintomi, tra i quali presenza di bocca asciutta, sensazione di sete, aumento della diuresi, presenza di alito o sudore acetonico, riduzione dell'appetito, e spossatezza. Tutti questi sintomi vanno a scomparire non appena l'organismo di abitua ad attingere l'energia necessaria dal metabolismo del grasso corporeo.

In realtà la presenza di chetoni nel sangue è qualcosa di normale, parliamo di chetosi quando la concentrazione di chetoni supera gli 1,5 mmol/l. Da 1,5 a 3 mmol/l siamo nella situazione ideale per il dimagrimento; valori di molto superiori, pur non essendo in sé pericolosi, andrebbero evitati se non per periodi brevi. In effetti i detrattori di questo tipo di alimentazione sostengono che a lungo andare la chetosi sovraccarichi il fegato e i reni, con conseguenze anche gravi. Diciamo che tutto ciò è molto soggettivo, ma in ogni caso le raccomandazioni sono due: usate le cartine per tenere sotto controllo il livello di chetoni e, comunque, prima di intraprendere questo percorso alimentare consultate un professionista specializzato, per valutare se il vostro stato generale di salute lo renda praticabile.

Quindi cosa possiamo mangiare quando seguiamo la dieta chetogenica?

Abbiamo già spiegato a grandi linee come suddividere i diversi nutrienti, e l'idea di base rimane quella di assumere una quantità molto limitata di carboidrati.

Gli alimenti consigliati per entrare in stato di chetosi quindi sono:

- Carne e pesce
- Uova
- Latticini
- Grassi e oli
- Verdure povere di carboidrati

Al contrario, quelli sconsigliati sono:

- Cereali, pane, pasta
- Patate
- Frutta
- Legumi
- Bibite dolci, birra, alcolici in generale

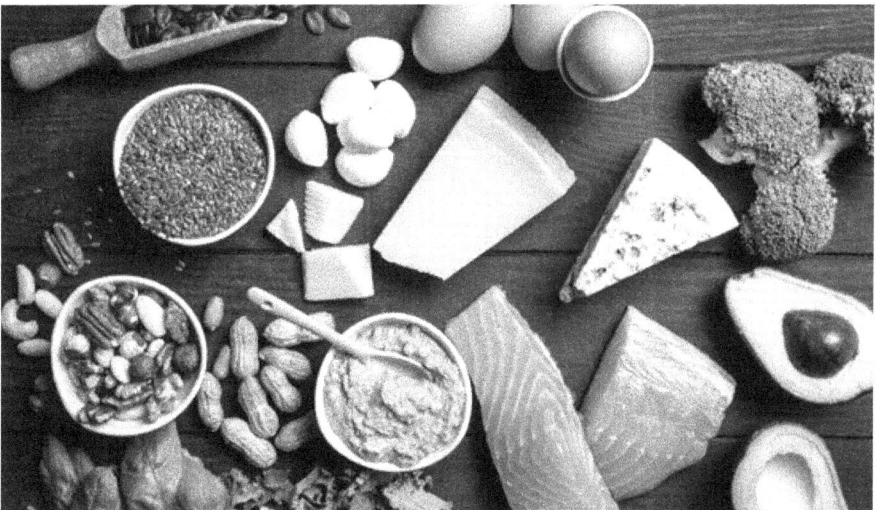

È bene precisare che, quando parlo di alimenti sconsigliati, non sto dicendo che i carboidrati facciano male. Al contrario. È noto a tutti che la frutta, i legumi, i cereali, siano alimenti sanissimi. Qui parliamo di persone che desiderano perdere peso, e per le quali un'assunzione di carboidrati oltre i 50g giornalieri può costituire un ostacolo invalicabile. Le persone in forma, che vivono in modo attivo, possono assumere tutti i carboidrati che desiderano, compatibilmente con la propria tendenza a ingrassare. Potremmo affermare che ciascuno di noi ha la sua quantità giornaliera ideale di carboidrati, e per questo motivo anche chi segue una dieta chetogenica è liberissimo di sperimentare con quantità superiori ai 50g, a patto di continuare a dimagrire. Adattare la dieta alle proprie caratteristiche non solo è possibile, ma addirittura consigliato.

Sinergia con il digiuno intermittente

Come già anticipato, abbinare digiuno intermittente e dieta chetogenica è molto frequente, e a questo punto probabilmente avrete già capito il perché: I due metodi sono accomunati dal fatto che entrambi attivano la produzione di chetoni, le molecole risultanti dalla scomposizione del grasso e che vengono utilizzate al posto dei glucidi.

Ricorderete, quando abbiamo descritto le varie tipologie di digiuno intermittente, che abbiamo precisato che alternare digiuno ad alimentazione indiscriminata sia una pratica sconsigliata, che non porta a risultato alcuno. Anche nelle fasi di alimentazione è opportuno prestare attenzione a come ci si alimenta, si si desidera avere successo. E allora cosa ci può essere di più efficace che abbinare il digiuno ad una alimentazione che rafforza l'utilizzo del grasso corporeo come combustibile?

In effetti, la dieta chetogenica associata al digiuno intermittente può aiutare a raggiungere più rapidamente lo stato di chetosi; questo perché, durante il digiuno, il corpo preserva il suo bilancio energetico cambiando la fonte di sostentamento dai carboidrati ai grassi, e questa è esattamente la premessa della dieta chetogenica.

Dal momento che durante il digiuno i livelli di insulina e il glicogeno immagazzinato decrescono, portando il corpo a bruciare il grasso in modo naturale, chi fatica a raggiungere la chetosi durante una dieta chetogenica può integrarla con il digiuno intermittente per raggiungere il risultato desiderato.

Il digiuno e la dieta chetogenica sono quindi potenti alleati per la perdita di grasso, e questo dipende dal processo di termogenesi (o produzione di calore), che viene rafforzato dal digiuno intermittente.

In effetti, diversi studi hanno dimostrato come l'abbinamento di queste due filosofie alimentari costituisca uno strumento efficacissimo per eliminare il grasso in eccesso; in uno di questi studi, in particolare, della durata di otto settimane, 34 uomini sottoposti ad allenamenti di resistenza, abbinando dieta chetogenica e digiuno intermittente con modalità 16:8, hanno riportato una perdita di grasso corporeo superiore di circa il 14% rispetto al gruppo di controllo, che ha praticato la medesima attività fisica, seguendo unicamente una dieta chetogenica con il medesimo apporto calorico giornaliero, alimentandosi con i tre pasti classici.

Si è notato inoltre che il digiuno intermittente aiuta a preservare la massa muscolare nei periodi di perdita di peso, aumentando anche il rendimento energetico. Questo fatto può risultare particolarmente utile a chi sta seguendo una dieta chetogenica e vuole migliorare la performance atletica riducendo la massa grassa.

Riassumendo: combinare il digiuno intermittente con una dieta chetogenica può aiutare a raggiungere la chetosi più rapidamente e perdere più grasso rispetto a chi si limita a seguire la dieta chetogenica. Combinare i due non pone di fronte a pericoli per la salute nella maggior parte dei casi.

Valgono sempre le dovute precisazioni: il digiuno intermittente deve essere intrapreso solo previa consulto medico e, in particolare donne incinte, o che allattano, o bambini nell'età della crescita, persone diabetiche o soggette a problemi cardiovascolari non dovrebbero avvicinarsi alla pratica del digiuno, se non sotto stretto controllo medito.

Inoltre, anche se molte persone trovano utile combinare le due pratiche, è importante notare che questo non vale per tutti. Per taluni il regime chetogenico unito al digiuno può risultare troppo faticoso, o si possono sperimentare effetti controproducenti, come il desiderio irresistibile di abbuffarsi nei giorni di non digiuno, la stanchezza fisica o l'irritabilità.

Infine, nonostante il digiuno intermittente possa favorire la chetosi, se praticato da solo non la genera automaticamente, non per tutti quantomeno. Per diverse persone gli intervalli tra un pasto e l'altro sono troppo brevi per innescare la gluconeogenesi e la produzione di corpi chetonici.

La scelta di combinare i due regimi dipenderà dai propri obiettivi e dalla responsività del singolo individuo. È possibile sperimentare per qualche tempo, e verificare in prima persona se la combinazione dei due approcci funzioni meglio o peggio della pratica di uno dei due, in modo da poter seguire a strada che risulta più efficace.

CAPITOLO OTTO

DIGIUNO E SPORT

Chi adotta un approccio evoluzionistico, andando a ripercorrere la storia dell'uomo dalle sue origini, sostiene che una dieta in cui si alternano periodi privi di cibo a momenti in cui invece ci si alimenta liberamente, somigli molto alle nostre condizioni naturali da un punto di vista evolutivo.

Cosa significa? Beh, se paragoniamo il lasso di tempo in cui abbiamo avuto a disposizione cibo derivante dalla coltivazione e dall'allevamento con l'intera durata evolutiva della specie umana, oltre un milione di anni, ci rendiamo conto che il nostro DNA è stato in gran parte plasmato dalla condizione di cacciatore/raccoglitore dell'uomo preistorico, che non disponeva certo di supermarket e frigoriferi, e mangiava quando poteva.

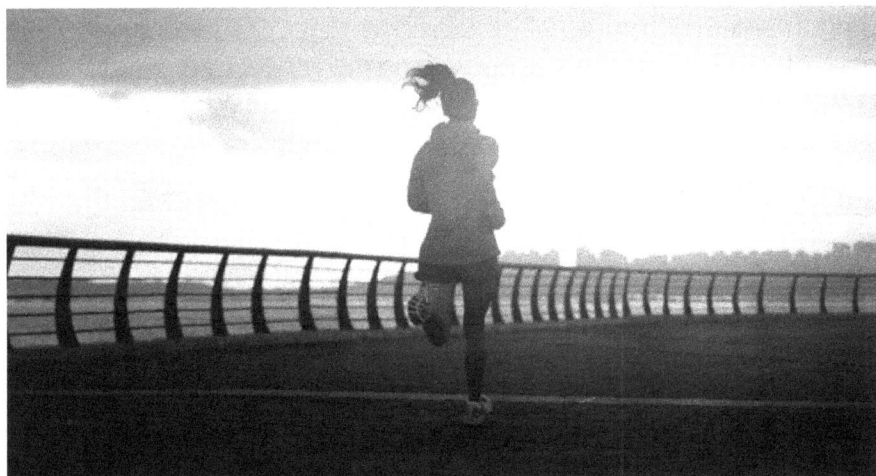

In effetti il corpo umano si è da sempre adattato a brevi periodi di digiuno; la maggior parte delle persone digiuna, nel senso di astenersi dall'assunzione di alimenti, per una dozzina di ore durante l'arco della giornata, cioè il tempo compreso tra il momento della cena e quello della successiva prima colazione. La teoria evoluzionistica, spingendo oltre queste considerazioni, ritiene che la presenza di digiuni, anche più consistenti, facciano parte di uno stile alimentare in grado di assecondare al meglio i meccanismi fisiologici propri della nostra evoluzione come specie.

Nei capitoli precedenti abbiamo diffusamente illustrato come l'organismo umano gestisca senza alcun problema digiuni brevi. In tempi brevi, infatti, sarà il fegato a occuparsi di produrre glucosio a partire dal glicogeno epatico. La situazione però cambia radicalmente quando si digiuna dalle 12 alle 48 ore, perché durante quel periodo vengono utilizzati i grassi e gli amminoacidi; digiuni ancora più prolungati portano alla formazione dei corpi chetonici e alla riduzione drastica nel consumo delle proteine, che vengono invece preservate. Il corpo intraprende il processo di autofagia e il dispendio energetico per crescita e riproduzione cellulare viene interrotto. Capirete immediatamente che questo è poco compatibile con il processo di allenamento sportivo.

La privazione alimentare per un breve periodo, come vedremo, può essere ottimizzata durante specifiche sessioni di allenamento, mentre è vero in ogni caso che un digiuno prolungato è assolutamente controindicato per chi fa sport. Il fatto di arrestare la riproduzione cellulare è incompatibile con il concetto di allenamento, si a livello di riparazione delle cellule danneggiate, che a livello di creazione di nuova massa muscolare. Insistendo a prolungare il digiuno, non solo l'attività sportiva è compromessa, ma per fare fronte al fabbisogno energetico l'organismo inizierà a utilizzare le proteine presenti nei tessuti e negli organi, con il rischio di causare diverse disfunzionalità.

Diverso il discorso nel caso di digiuno intermittente e, in effetti, negli ultimi anni se ne è parlato parecchio in ambito sportivo. Tipicamente, chi abbina il digiuno intermittente all'attività sportiva lo fa con l'obiettivo di migliorare la composizione corporea, in particolar modo ridurre la massa grassa preservando, al contempo, muscoli e massa magra in generale. Questo non toglie che ci siano atleti che sostengono di utilizzare con profitto il digiuno intermittente per favorire l'aumento della massa muscolare.

L'attività motoria influisce sulla chetosi in modo diverso, a seconda dell'intensità dell'attività stessa. Fermo il fatto che un regime alimentare basato su diete chetogeniche e/o digiuno mette il fisico in una situazione di stress, sopportabile nel breve termine ma da evitare per periodi lunghi, vediamo questa differenza fondamentale: un esercizio fisico moderato, ossia dove sforzo e intensità si collocano a livelli medio-bassi, favorisce lo smaltimento dei chetoni prodotti dall'organismo. Al contrario, un livello di attività fisica elevato aumenta le richieste energetiche di glucosio e per questo motivo spinge in corpo a produrre, e accumulare, chetoni in eccesso.

Una cosa è certa: l'idea di allenarsi a digiuno, soprattutto al mattino, non è nuova. Si tratta normalmente di allenamenti aerobici.

Definiamo brevemente i concetti di allenamento aerobico e anaerobico; sostanzialmente stiamo parlando della modalità tramite la quale l'organismo produce l'ATP, molecola fondamentale per l'attività muscolare. Nel caso di allenamento aerobico l'ATP viene prodotto in presenza di ossigeno, nel caso anaerobico in assenza di ossigeno. Un esempio tipico di attività aerobica è la corsa a bassa intensità, mentre un caso tipico di attività anaerobica potrebbe essere l'allenamento con i pesi.

In effetti, correre a bassa intensità per un periodo prolungato, anche per più di un'ora, senza aver assunto nulla a colazione, secondo alcuni nutrizionisti abituerebbe l'organismo ad assimilare meglio i grassi. Sarebbe quindi raccomandabile per determinate categorie di sportivi, ossia quelli che praticano sport di resistenza.

Esistono però tecnici e atleti, supportati da parte della letteratura scientifica, che non sono d'accordo con questa metodologia. Il tema è ancora dibattuto e sicuramente attuale, alla luce di quella che sta diventando una moda sempre più diffusa.

Analizziamo in maggiore dettaglio come dieta chetogenica e digiuno intermittente si rapportino con il concetto di attività sportiva.

Allenarsi durante il digiuno

Si tratta di un argomento piuttosto popolare. Ormai moltissime persone praticano sport a livello amatoriale, che si tratti della corsetta occasionale per mantenere la forma fisica, o della partita a calcetto con gli amici, o ancora della passeggiata in montagna con la bella stagione. Sono attività che oramai sono entrate a far parte, nell'immaginario discorso, del concetto di prendersi cura di sé stessi, che spopola sui media.

Sappiamo che chi segue la dieta 16:8 (che prenderemo in considerazione in quanto forma di digiuno intermittente più popolare) generalmente sceglie come periodo per alimentarsi quello che va dalle 12 alle 20. Il digiuno avviene quindi dalla cena al pranzo del giorno successivo. Ricordiamo che durante il digiuno è consentito bere acqua, tisane, tè o caffè; se mantenere il corpo correttamente idratato è importante mentre digiuniamo, lo è doppiamente de abbiamo deciso di abbinare al digiuno l'attività sportiva.

Tipicamente, chi si allena a digiuno lo fa nelle prime ore della mattina, prima di andare a lavoro o comunque di iniziare la giornata. Questo va bene, anche se idealmente sarebbe meglio ancora farlo in tarda mattinata, prima del pranzo, cosicché poco dopo il corpo possa recuperare e rigenerarsi in modo più efficiente. Sembra infatti che le riserve di glicogeno vengano ripristinate più rapidamente quando mangiamo entro le due ore dalla fine dell'allenamento. Questa strategia potrebbe non essere adatta a tutti, a meno di non avere la fortuna di potersi allenare e poca distanza dall'ufficio o dal luogo in cui svolgiamo le nostre attività quotidiane. Naturalmente, se stiamo abbinando la dieta chetogenica al digiuno intermittente, dovremo alimentarci di conseguenza, ossia rispettando la ripartizione di carboidrati, proteine e grassi che abbiamo già visto in precedenza.

I vantaggi normalmente associati alla pratica dell'attività sportiva in concomitanza con il digiuno intermittente sono la diminuzione del proprio peso, una riduzione della massa grassa ma non della massa magra e il miglioramento dei processi che portano all'utilizzazione dei grassi di riserva, oltre ad altri benefici legati all'attività metabolica in generale.

Bisogna a questo punto chiarire che siamo entrati nel campo delle ipotesi, perché se è vero che alcuni dati possono essere misurati facilmente, per i benefici metabolici invece ci si affida spesso a studi che non direttamente correlati con lo sport e l'attività fisica.

La domanda che sorge spontanea a questo punto è: quanto è efficace l'allenamento a digiuno? Più o meno di un allenamento normale?

Non è facile dare una risposta definitiva. Ci sono in gioco diversi fattori che potrebbero fare la differenza, quanto so tratta di fornire una valutazione complessiva.

Gli elementi da considerare sono essenzialmente:

· La tipologia di allenamento, aerobico o anaerobico

· L'orario dell'allenamento, nonché la sua durata

· Il numero di ore trascorse dall'ultimo pasto.

È noto che per sostenere uno sforzo fisico il corpo abbia bisogno di energia, ossia di nutrimento. In via generale, tanto maggiore è l'intensità di uno sforzo, tanto più sarà necessario avere a disposizione carburante per l'organismo, ossia zuccheri (assunti direttamente o ricavati dai grassi tramite gluconeogenesi), e quindi in via generale uno sforzo prolungato e di una certa intensità sostenuto a digiuno ci fa andare incontro a un calo drammatico della performance e anche ad alcuni rischi. Nessun maratoneta, sia professionista che amatore, si sognerebbe mai di partire per una 42 km a digiuno. Lo stesso per un ciclista o un nuotatore.

Ma allora, quando ha senso allenarsi a digiuno? Le condizioni possono essere essenzialmente due:

· Se si sta seguendo un preciso programma di allenamento all'interno del quale compaiono sessioni specifiche a digiuno che sono generalmente a intensità medio bassa, e hanno lo scopo di forzare l'organismo a utilizzare in maniera molto efficiente i grassi accumulati;

· Se si esegue l'attività aerobica di intensità medio bassa come allenamento in autonomia, ad esempio facendo jogging, il mattino e senza prima avere assunto nulla. Al termine dell'attività deve poi seguire una normale colazione.

Stiamo parlando di due situazioni che si differenziano per il livello di professionalità e per l'alternatività degli allenamenti, ma sono identiche nella sostanza. Sia che siate seguiti da un personal trainer, sia che agiate in autonomia, è importante arrivare a capire e interpretare i segnali inviati dal nostro organismo; quando ci troviamo in una situazione di stress, è sempre bene ascoltarli rendersi conto di quali siano le nostre reazioni fisiologiche, cercando sempre e comunque di procedere in modo graduale. Tenete presente che, in ogni caso, resta sconsigliato svolgere diverse ore di attività fisica a digiuno.

L'allenamento a digiuno fa dimagrire?

Molte persone che praticano sport, anche solo amatorialmente, sono convinte che l'allenamento a digiuno favorisca il dimagrimento. Questa teoria si basa sul fatto che, dopo il digiuno notturno, le riserve di glicogeno nel fegato sono più scarse, e questo indurrebbe l'organismo a bruciare più massa grassa.

Studi condotti su soggetti di religione islamica che praticavano il Ramadan hanno effettivamente evidenziato come chi si era allenato a stomaco vuoto aveva consumato una quantità maggiore di massa grassa rispetto a chi aveva svolto l'allenamento a stomaco pieno.

La letteratura scientifica, peraltro, non si esprime univocamente sul punto, e questo dipende da diversi fattori, come il numero ridotto di studi a riguardo e la varietà di fattori che incidono sulla valutazione. È importante quindi chiarire che non c'è una correlazione evidente tra un maggiore consumo di calorie e il digiuno; quello che però risulta interessante è che, a parità di calorie utilizzate, nel caso di allenamento a digiuno queste saranno principalmente prelevate dal grasso corporeo, e non dal glucosio in circolazione, non disponibile.

Finché non ci saranno maggiori e più decisive evidenze sperimentali a riguardo di questa teoria, è bene lasciare la questione aperta. Chi pratica il digiuno intermittente, per scelta personale o religiosa, farebbe bene ad allenarsi con prudenza, controllando attentamente il ritmo dell'allenamento, per non incorrere nel rischio di subire un abbassamento glicemico troppo drastico, che potrebbe risultare pericoloso per la salute.

Conseguenze negative dell'allenamento a digiuno

Come ormai sappiamo, durante un allenamento, il corpo fa affidamento su tre fonti di energia principali, ossia i tre macronutrienti: carboidrati, grassi e proteine.

I carboidrati vengono consumati per primi, e il glucosio derivante dalla digestione, come abbiamo visto, viene immagazzinato nel fegato e nei muscoli sotto forma di glicogeno. È una riserva fondamentale per l'organismo soprattutto durante gli allenamenti ad alta intensità, dove il dispendio energetico è concentrato in un breve tempo e l'organismo si deve affidare alle sostanze già immagazzinate.

Anche per questo motivo, ossia per una più difficile reperibilità del glucosio, durante l'allenamento a digiuno si possono avvertire improvvisa stanchezza e perdita di energia, che sono dovute proprio alla riduzione delle riserve di glicogeno. La quantità di glicogeno presente nel fegato diminuisce molto rapidamente ed è quasi inesistente dopo una notte a digiuno o una sessione di esercizio fisico ad alta intensità.

Certo, noi sappiamo che possiamo ricavare il glicogeno dal grasso corporeo tramite la gluconeogenesi, ma questo limita la capacità di svolgere esercizio fisico ad alta intensità perché il processo di scomposizione del grasso richiede tempi più lunghi rispetto al metabolismo degli zuccheri. Il risultato è che, in condizione di digiuno, non si riesce a sostenere allenamenti troppo intensi. L'organismo ad un certo punto si autolimita.

Avvengono insomma due processi tra loro contrastanti; da un lato, infatti, l'allenamento a digiuno velocizza lo smaltimento del grasso corporeo; dall'altro, però, vengono consumate meno calorie, perché ad un certo punto non ce la facciamo più. Un recente studio pubblicato sul British Journal of Nutrition ha dimostrato che, presi due gruppi di persone di cui le prime tenute a digiuno e le seconde nutrite normalmente, nel corso di un allenamento della durata di 60 minuti, il gruppo che aveva fatto colazione ha bruciato 156 calorie in più rispetto al gruppo a stomaco vuoto. Naturalmente, come per molti altri aspetti di queste teorie, si tratta di un discorso soggettivo. Ci sono persone che utilizzano più agevolmente i grassi, altre che senza carboidrati proprio non si alzano dalla sedia. Sta a voi valutare la risposta del vostro organismo.

Faccio presente, di nuovo, che gli studi sul tema sono pochi e condotti soprattutto facendo riferimento a situazioni particolari, ad esempio il caso di atleti professionisti islamici durante il mese di Ramadan. I pochi studi riguardanti le altre categorie di persone hanno mostrato risultati tutto sommato contrastanti, il che ci insegna, ancora una volta, la necessità di un approccio prudente.

Le diete prolungate, di qualsiasi tipo, possono mettere a rischio il sistema immunitario, indebolendolo. Questo può a sua volta indurre malattie all'apparato respiratorio, soprattutto se ci si allena all'esterno nei mesi freddi. Un altro fatto da tenere in considerazione è la propensione del soggetto a sviluppare disturbi comportamentali legati all'alimentazione; abbiamo già visto che il digiuno comporta questi rischi. Potrete anche essere in splendida forma fisica, ma se tratterete male le persone che avete vicino, non ne guadagnerete in popolarità.

Una cosa è certa: possiamo discutere dell'opportunità di abbinare l'allenamento a un digiuno di tipologia 16:8 o similari, ma digiuni più prolungati, dalle 24 ore in su, possono pregiudicare il recupero della condizione fisica, soprattutto nel caso di carichi elevati di lavoro, incidendo negativamente sulla prestazione e sull'efficacia dell'allenamento.

Concludo dicendo che chi vuole intraprendere un digiuno dovrebbe innanzitutto chiedersi quale sia la sua motivazione: migliorare la composizione corporea, il metabolismo, perdere grasso, calare di peso, guadagnare disciplina nell'alimentazione, migliorare la prestazione sportiva? Obiettivi diversi comportano scelte diverse e i modi e i tempi devono armonizzarsi con il carattere e il bioritmo della persona.

Anche se magari non ce ne rendiamo conto, siamo abituati a mangiare con grande frequenza, senza lasciare spazio al corpo per riposarsi. Se già riuscissimo ad arrivare alle 12 ore continuative di digiuno, sarebbe un bel passo avanti, e probabilmente un compromesso accettabile per molti di noi. Cerchiamo poi di valutare la qualità dei cibi: certo, i valori nutrizionali sono importanti, ma il grasso del pesce azzurro e quello delle merendine preconfezionate sono la stessa cosa?

Allungare il digiuno certo amplifica alcuni effetti ma va fatto rispettando, per quanto possibile, i nostri tempi. Per evitare rischi e disagi inutili, impariamo a prestare maggiore ascolto al nostro corpo. Accettiamo lo stress e allentiamo la pressione quando il fisico manifesta sofferenza. Quando ci sentiamo stanchi, fermiamoci a riconsiderare le nostre scelte. Esistono molti modi per intervenire su dieta e allenamento, e si tratta solo di trovare quello più adatto a ciascuno di noi.

CAPITOLO NOVE

PIANO ALIMENTARE PER UNA SETTIMANA

Abbiamo discusso in precedenza dell'abbinamento tra digiuno intermittente e dieta chetogenica, evidenziando come sia possibile, in questo modo, potenziare gli effetti prodotti da entrambe le strategie. Riassumiamo brevemente gli aspetti pratici di questo regime combinato.

La dieta chetogenica, grazie alla riduzione dei carboidrati a favore delle proteine e, soprattutto, dei grassi, costringe l'organismo a creare nuove strategie metaboliche, non potendo più disporre di glucidi, che sono la nostra fonte energetica preferita. Questo porta all'utilizzo del grasso corporeo, che dà origine ai corpi chetonici.

Il digiuno intermittente, dal canto suo, velocizza lo stato di chetosi, riducendo ancor più i glucidi che, non solo saranno assunti in quantità minori per via del regime chetogenico, ma anche soltanto durante specifiche finestre temporali, ossia le 8 ore al giorno durante le quali è consentito assumere gli alimenti.

Per combinare dieta chetogenica e digiuno 16:8 quindi occorre:

- Scegliere 8 ore consecutive del giorno durante le quali assumere alimenti. L'orario prescelto deve essere costante nel tempo, mentre durante le restanti 16 ore si dovranno assumere solamente bevande senza contenuto calorico, come acqua, tè o caffè.

- Alimentarsi secondo un piano chetogenico, ossia studiare piatti che abbiano un alto contenuto di grassi (soprattutto) e proteine, tenendo basso l'apporto di carboidrati. Gli alimenti principe della dieta chetogenica sono sicuramente la carne, il pesce, i latticini e le uova, mentre non compaiono cereali e loro derivati; frutta e verdura sono consentite (e incoraggiate!) ma solo se a bassissimi carboidrati, controllando sempre di non sforare il limite giornaliero che, ricordiamo, non deve superare i 50g.

Chi già è abituato a tracciare la propria alimentazione, potrà crearsi un calendario settimanale verificando la quantità dei diversi macronutrienti nei singoli pasti e nella giornata. Per chi ha meno esperienza, non è difficile reperire in rete moltissime ricette chetogeniche pronte, e ci sono ottime app per smartphone che calcolano in tempo reale i valori nutrizionali di un pasto completo.

Ora che sapete tutto anche sui micronutrienti, avrete ancora più chiari i motivi per cui una dieta variata è così importante. Al di là della distribuzione tra grassi, proteine e carboidrati, una buona dieta ci permette di assumere tutte le vitamine e i minerali di cui il nostro corpo ha bisogno quotidianamente, non potendo sintetizzarli autonomamente in gran parte dei casi.

In questo capitolo presento un piano alimentare di esempio per una settimana, le cui ricette sono dettagliatamente descritte nel capitolo successivo. L'apporto calorico medio giornaliero è di 1350 Kcal, ma più attenti si accorgeranno subito che le calorie variano da giorno a giorno. Non si tratta di un errore, al contrario è stato fatto intenzionalmente per due motivi:

- Non tutti abbiamo le stesse esigenze, non tutti necessitiamo dello stesso apporto calorico giornaliero. Le diverse giornate rappresentano utili esempi di come varie quantità caloriche si possano inserire in due pasti giornalieri

- Secondo una interessante teoria, variare il quantitativo giornaliero di calorie, mantenendo ovviamente la media desiderata, aiuta a tenere sveglio il metabolismo, così da evitare il temuto effetto plateau, che consiste nell'arresto della perdita di peso nonostante le direttive dietetiche vengano correttamente seguite.

Piano alimentare per una settimana

Giorno	Pranzo	Cena
Lunedì 1265 Kcal 34g carboidrati	Cime di rapa con salsiccia 695 Kcal 4g carboidrati	Pollo panna e speck 570 Kcal 30g carboidrati
Martedì 1197 Kcal 19g carboidrati	Spaghetti di zucchine ai gamberi 402 Kcal 8g carboidrati	Keto chili 795 Kcal 11g carboidrati
Mercoledì 1410 Kcal 19g carboidrati	Cheeseburger con insalata 607 Kcal 9g carboidrati	Insalata di uova 803 Kcal 10g carboidrati
Giovedì 1511 Kcal 26g carboidrati	Crostoni di gamberi al bacon 761 Kcal 22g carboidrati	Caesar salad 750 4g carboidrati
Venerdì 1641 Kcal 24g carboidrati	Keto pizza 1235 Kcal 13g carboidrati	Insalata di broccoli 406 Kcal 11g carboidrati
Sabato 1165 Kcal 19g carboidrati	Muffin al bacon 462 Kcal 6g carboidrati	Salmone con guacamole 703 Kcal 13g carboidrati
Domenica 1191 Kcal 29g carboidrati	Spiedini di maiale al limone 857 Kcal 21g carboidrati	Zuppa di pollo allo zenzero 334 Kcal 8g carboidrati

CAPITOLO DIECI

RICETTE CHETOGENICHE

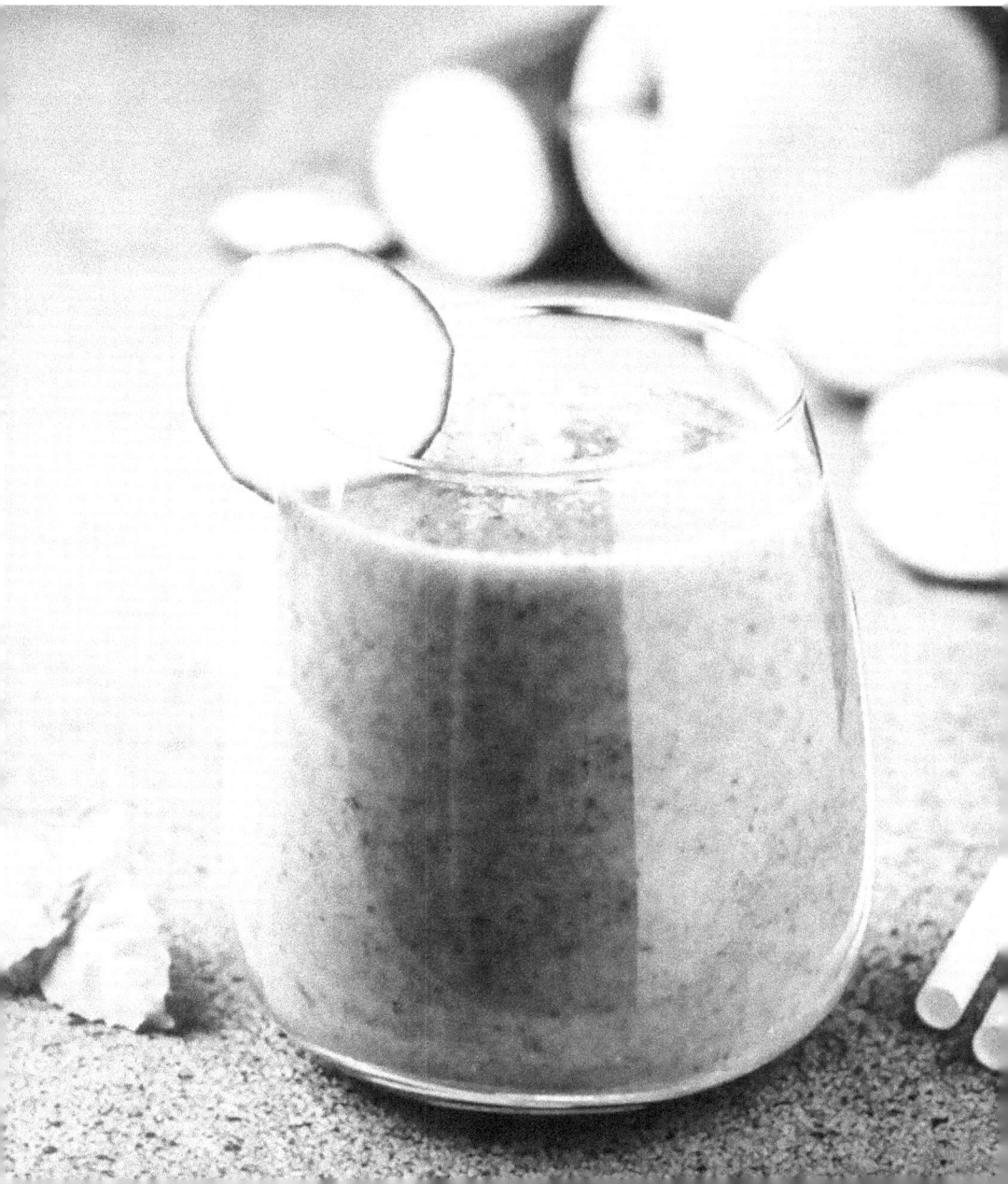

CIME DI RAPA CON SALSICCIA

PREPARAZIONE: 25 MIN

PORZIONI: 4

INGREDIENTI

- 1,2 Kg di cime di rapa
- 800g di salsiccia
- 1 spicchio di aglio
- 1 peperoncino piccante (a piacere)
- 1 cucchiaio di olio extravergine

PROCEDIMENTO

1. Sbollentare le cime di rapa in acqua bollente salata, scolare, lasciar raffreddare e tagliare grossolanamente.

2. In una padella, scaldare l'olio e soffriggere l'aglio e il peperoncino, prestando attenzione a non bruciarli.

3. Tagliare la salsiccia a pezzi e aggiungerla in padella, rosolando fino a cottura.

4. Aggiungere anche le cime di rapa e saltare il tutto fino a cottura desiderata.

5. Regolare di sale e servire.

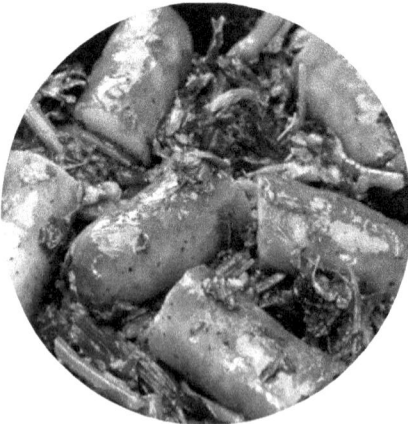

VALORI NUTRIZIONALI

Energia: 695 Kcal
Proteine: 39g

Grassi: 57g
Carboidrati: 5g

POLLO PANNA E SPECK

PREPARAZIONE: 20 MIN   PORZIONI: 4

INGREDIENTI   PROCEDIMENTO

- 800g di petto di pollo
- 200g di speck, due fette spesse
- 2 cucchiai di olio extravergine
- 4 cucchiai di passata di pomodoro
- 2 cucchiai di panna da cucina
- 200g di pane tostato (4 fette)

1. Scaldare in una padella l'olio, aggiungere lo speck tagliato a striscioline e soffriggere.

2. Aggiungere i petti di pollo e rosolare da entrambi i lati. Salare a piacere

3. Aggiungere la passata di pomodoro, mezzo bicchiere di acqua e portare il pollo a cottura.

4. Quando il pollo è cotto, aggiungere la panna, amalgamare la salsa e servire con il pane tostato.

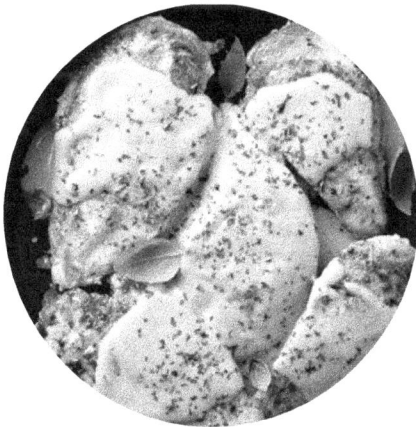

VALORI NUTRIZIONALI

Energia: 570 Kcal   Grassi: 22g
Proteine: 62g   Carboidrati: 30g

SPAGHETTI DI ZUCCHINE AI GAMBERI

PREPARAZIONE: 25 MIN

PORZIONI: 4

INGREDIENTI

- 4 zucchine (circa 300g)
- 600g di gamberi sgusciati
- 300g di pomodorini
- 6 cucchiai di olio extravergine
- 250g di panna da cucina
- 1 spicchio di aglio
- 4 cucchiai di prezzemolo tritato

PROCEDIMENTO

1. Ricavare dalle zucchine gli spaghetti con l'apposito utensile. In alternativa, tagliare le zucchine a rondelle sottili.

2. Scaldare molto bene una grande padella. Quando è molto calda, aggiungere 2 cucchiai di olio e saltare rapidamente metà delle zucchine. Se avete le zucchine a rondelle occorrerà più tempo.

3. Mettere le zucchine da parte, pulire la padella con carta assorbente e ripetere l'operazione.

4. Pulire nuovamente la padella, scaldare gli ultimi 2 cucchiai di olio e saltare rapidamente i gamberi con l'aglio, senza cuocerli eccessivamente.

5. Togliere i gamberi dalla padella senza pulirla, aggiungere i pomodorini e la panna e cuocere per qualche minuto.

6. Quando la salsa è densa a sufficienza, rimettere in padella i gamberi e le zucchine. Regolare di sale

7. Saltare per qualche istante, cospargere di prezzemolo tritato e servire.

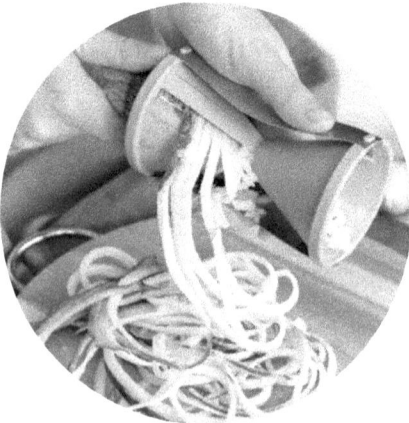

VALORI NUTRIZIONALI

Energia: 402 Kcal
Proteine: 28g

Grassi: 29g
Carboidrati: 8g

KETO CHILI

PREPARAZIONE: 1 ORA   PORZIONI: 4

INGREDIENTI   PROCEDIMENTO

- 1 Kg di carne di manzo macinata
- 200g di pancetta tagliata spessa
- 1 avocado
- 1/2 cipolla tritata
- 2 coste di sedano affettate
- 1 peperone verde
- 150g di funghi champignon affettati
- 1/2 litro di brodo di carne
- 4 fette di cheddar (o altro formaggio stagionato)
- 4 cucchiai di panna acida
- 2 spicchi d'aglio tritati
- 2 cucchiaini di origano secco
- 2 cucchiai di paprika affumicata
- 2 cucchiai di olio extravergine
- Peperoncino in polvere a piacere
- Pepe nero

1. In una pentola larga, soffriggere lentamente la pancetta finché non ha rilasciato tutto il suo grasso, diventando croccante. Rimuovere la pancetta dalla pentola lasciando il grasso.

2. Nel grasso della pancetta soffriggere cipolla, sedano, peperone e funghi fino a che non saranno ammorbiditi. Rimuovere dalla pentola lasciando eventuale liquido.

3. Aggiungere nella pentola 2 cucchiai di olio extravergine e la carne di manzo. Rosolare fono a coloritura uniforme.

4. Aggiungere le spezie: origano, paprika affumicata e peperoncino. Salare.

5. Aggiungere il brodo, portare a ebollizione e aggiungere le verdure. Portare a cottura aggiungendo eventualmente poca acqua.

6. Quando il chili è quasi cotto, tagliare in due l'avocado, eliminare il nocciolo e tagliare la polpa a cubetti.

7. Servire il chili in ciotole individuali, decorando con la panna acida, i cubetti di avocado, il cheddar tagliuzzato e pepe nero grattugiato al momento.

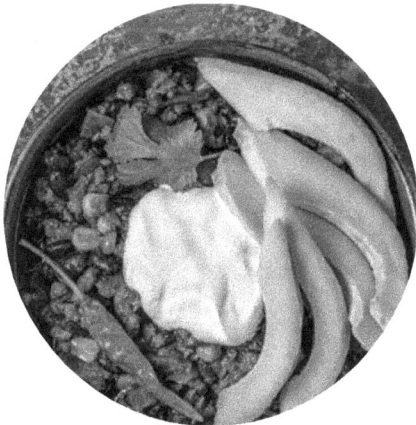

VALORI NUTRIZIONALI

Energia: 795 Kcal   Grassi: 67g
Proteine: 63g   Carboidrati: 11g

CHEESEBURGER CON INSALATA

PREPARAZIONE: 25 MIN

PORZIONI: 4

INGREDIENTI

- 800g di carne macinata
- 4 fette di cheddar (o altro formaggio stagionato)
- 2 pomodori grandi
- 1 avocado
- 600g di lattuga
- 5 cucchiai di olio extravergine
- Aceto
- Spezie a piacere

PROCEDIMENTO

1. Preparare l'insalata: dividere in due, snocciolare e tagliare l'avocado a cubetti; tagliare i pomodori a fette, tagliare la lattuga a striscioline. Disporre il tutto in una ciotola capiente.

2. Insaporire la carne trita con spezie, se lo desiderate; formare 4 polpette di uguali dimensioni, e schiacciarle su un tagliere formando i 4 hamburger.

3. Scaldare 1 cucchiaio di olio in una padella e cuocere gli hamburger da un lato.

4. Girare gli hamburger, salare e portare a cottura a piacere.

5. Un minuto prima di spegnere il fuoco, appoggiare una fetta di cheddar su ogni hamburger e coprire la padella, per permettere che il calore della cottura sciolga il formaggio.

6. Quando gli hamburger sono pronti, condire l'insalata con 4 cucchiai di olio, sale e aceto. Mescolare e servire.

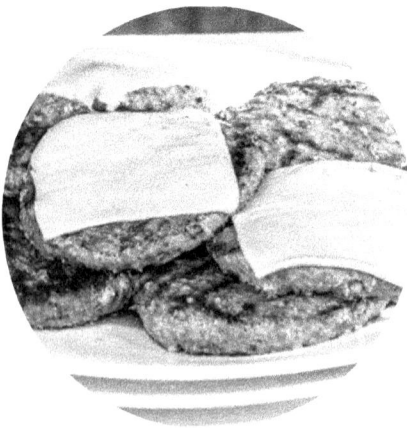

VALORI NUTRIZIONALI

Energia: 607 kcal
Proteine: 46g

Grassi: 54g
Carboidrati: 9g

INSALATA DI UOVA

PREPARAZIONE: 20 MIN   PORZIONI: 4

INGREDIENTI

- 8 uova sode
- 8 fette di bacon
- 250g di mozzarella di bufala
- 1 avocado
- 400g di pomodorini
- 8 alici sott'olio
- 250g di yogurt greco
- 4 cucchiai di maionese
- Aceto
- Basilico fresco

PROCEDIMENTO

1. Sgusciare le uova e dividerle in 4.

2. Tagliare in due l'avocado, snocciolarlo, estrarre la polpa con un cucchiaio e tagliarla a cubetti.

3. Tagliare la bufala a cubetti e i pomodorini in quarti. Sminuzzare le alici

4. In una padella calda soffriggere il bacon senza aggiungere nulla fino a croccantezza. Togliere il bacon dalla padella e sminuzzarlo. Conservare il grasso rimasto nella padella.

5. Preparare il condimento: in una ciotola, mescolare yogurt, maionese, alici sminuzzate, grasso del bacon, aceto a piacere. Regolare di sale e pepe e amalgamare.

6. Disporre in un grande piatto le uova, la bufala, i pomodorini, l'avocado.

7. Con un cucchiaio disporre la salsa sull'insalata, decorando infine con il bacon e foglie di basilico fresco.

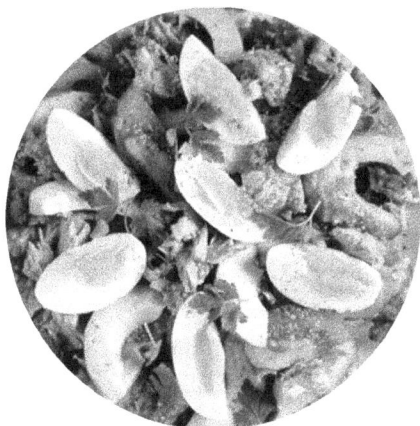

VALORI NUTRIZIONALI

Energia: 803 Kcal   Grassi: 65g
Proteine 45g   Carboidrati: 10g

KETO PIZZA

PREPARAZIONE: 35 MIN

PORZIONI: 2

INGREDIENTI

- 350g di mozzarella di bufala
- 40g di ricotta di mucca
- 90g di farina di mandorle
- 1 uovo
- 1 cucchiaino di aceto
- 120g di salsiccia
- 4 cucchiai di salsa di pomodoro
- Basilico fresco

PROCEDIMENTO

1. Scaldare il forno a 200°

2. Mettere da parte metà della mozzarella per la farcitura. Scogliere al microonde o in un tegamino la mozzarella restante; aggiungere la ricotta, la farina di mandorle, 1 uovo e 1 cucchiaino di aceto. Salare a piacere e impastare, a mano o con l'aiuto di un robot.

3. Dividere in due l'impasto e, con le mani bagnate, appiattirlo su carta da forno, formando due pizze di circa 20 cm di diametro.

4. Bucherellare l'impasto con una forchetta e infornare per 10 minuti.

5. Estrarre momentaneamente le pizze dal forno e farcire con la salsa di pomodoro, la mozzarella restante a cubetti e la salsiccia sbriciolata.

6. Cuocere per altri 10/15 minuti, fino a completo scioglimento della mozzarella.

7. Decorare con basilico fresco e servire.

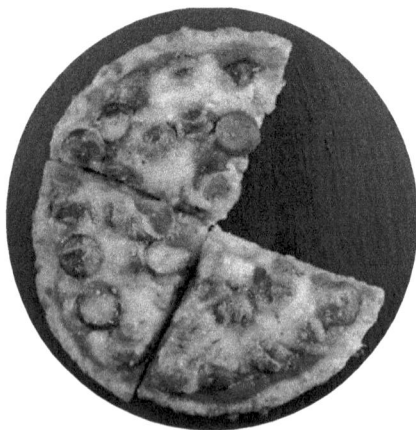

VALORI NUTRIZIONALI

Energia: 1054 Kcal
Proteine: 55g

Grassi: 89g
Carboidrati: 7g

CAESAR SALAD

PREPARAZIONE: 20 MIN

PORZIONI: 2

INGREDIENTI

- 350g di petto di pollo
- 100g di bacon
- 200g di lattuga
- 50g di parmigiano a scaglie
- 2 cucchiai di maionese
- 1 cucchiaio di senape
- 1/2 limone spremuto
- 2 alici sott'olio
- 2 cucchiai di olio extravergine

PROCEDIMENTO

1. Soffriggere il bacon in una padella calda, senza aggiungere grassi. Quando è croccante, metterlo da parte, lasciando il grasso nella padella

2. Cuocere il pollo nel grasso del bacon, aggiustando di sale e pepe. Quando il pollo è cotto, tagliare a striscioline e mettere da parte.

3. Preparare il condimento: nel bicchiere di un mixer a immersione frullare maionese, senape, succo di limone, le alici e l'olio. Regolare di sale.

4. Disporre su un piatto la lattuga; sopra la lattuga distribuire le striscioline di pollo.

5. Con un cucchiaio versare la salsa sull'insalata.

6. Decorare con il parmigiano a scaglie e il bacon sbriciolato. Servire.

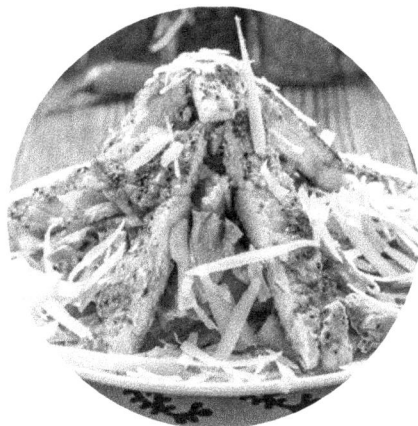

VALORI NUTRIZIONALI

Energia: 750 Kcal
Proteine: 61g

Grassi: 53g
Carboidrati: 4g

CROSTONI DI GAMBERI AL BACON

PREPARAZIONE: 25 MIN

PORZIONI: 2

INGREDIENTI

- 500g di gamberi puliti
- 250g di bacon affettato sottile
- 2 fette di pane (circa 60g)
- 4 cucchiai di burro
- 1/2 limone spremuto
- Timo fresco o altre erbe a piacere

PROCEDIMENTO

1. Avvolgere ogni gambero in una fetta di bacon. Se dovesse avanzare bacon, tagliarlo a fettine.

2. In una padella scaldare 2 cucchiai di burro e tostare le fette di pane da entrambi i lati.

3. Togliere il pane dalla padella, aggiungere altri 2 cucchiai di burro, il bacon avanzato e cuocere i gamberi da entrambi i lati, regolando di sale e pepe.

4. Quando i gamberi sono quasi cotti, sfumare con il succo di limone e lasciare evaporare. Spegnere il fuoco.

5. Su piatti individuali, disporre il crostone di pane e, sopra, i gamberi con il loro sugo, cospargendo alla fine con timo fresco.

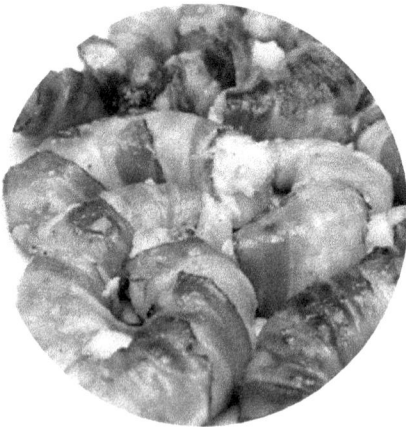

VALORI NUTRIZIONALI

Energia: 761 kcal
Proteine: 63g

Grassi: 44g
Carboidrati: 22g

INSALATA DI BROCCOLI

PREPARAZIONE: 30 MIN

PORZIONI: 4

INGREDIENTI

- 1 kg di broccoli puliti e divisi in cimette
- 1/2 cipolla finemente affettata
- 30g di mandorle tritate
- 4 fette di bacon
- 8 filetti di alici sott'olio
- 4 cucchiai di maionese
- 1 cucchiaio di senape
- 3 cucchiai di aceto di mele

PROCEDIMENTO

1. Sbollentare i broccoli fino a cottura desiderata, prestando attenzione a non cuocerli troppo.

2. In una piccola padella, cuocere il bacon fino a croccantezza, senza aggiungere grassi.

3. Preparare il condimento: nel bicchiere di un mixer a immersione frullare maionese, senape, aceto di mele, alici sott'olio.

4. In una grande ciotola mescolare le cimette di broccolo, le mandorle, il bacon sbriciolato e la cipolla.

5. Condire con la salsa, regolare di sale e pepe, mescolare ancora e servire.

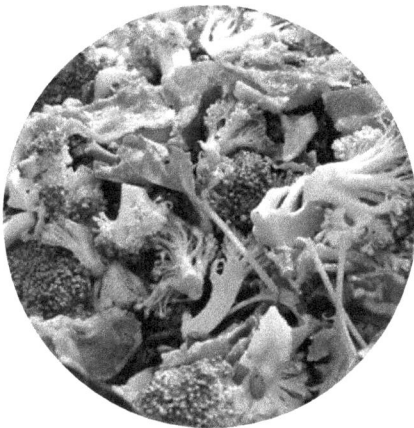

VALORI NUTRIZIONALI

Energia: 406 Kcal
Proteine: 21g

Grassi: 30g
Carboidrati: 11g

MUFFIN AL BACON

PREPARAZIONE: 30 MIN

PORZIONI: 4

INGREDIENTI

PROCEDIMENTO

- 8 uova
- 8 fette di bacon
- 4 cucchiai di parmigiano grattugiato
- 8 filetti di alici sott'olio
- 400g di pomodorini
- 100g di spinaci baby
- 3 cucchiai di olio extravergine
- 1 cucchiaio di burro fuso
- Aceto

1. Scaldare il forno a 180°.

2. Sbattere in una ciotola 4 uova con il parmigiano, regolando di sale e pepe.

3. In una padella, cuocere il bacon senza arrivare a croccantezza, per mantenerlo flessibile.

4. Ungere con il burro fuso 4 stampini per muffin

5. Dividere a metà 4 delle fette di bacon; con due metà foderare il fondo di uno stampino, con una fetta intera foderare i lati. Ripetere l'operazione per i 4 stampini.

6. Dividere tra i 4 stampini il composto di uova e parmigiano; appoggiare sul composto 2 filetti di acciuga e rompere sopra il tutto un secondo uovo, il tutto per ogni stampino.

7. Infornare fino a cottura, circa 10/15 minuti.

8. Mentre i muffin cuociono, preparare in una ciotola una insalata con i pomodorini divisi in 4 e le foglie di spinaci baby affettate; con tre cucchiai di olio, sale e aceto.

9. Sfornare i muffin e servire con l'insalata.

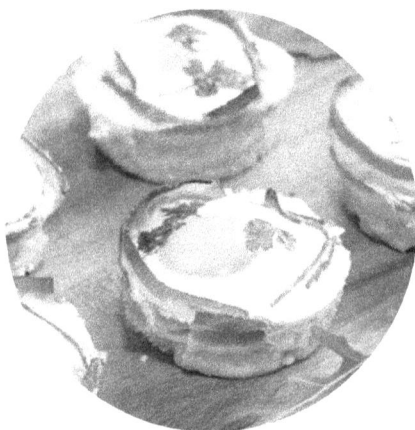

VALORI NUTRIZIONALI

Energia: 462 Kcal
Proteine: 33g

Grassi: 33g
Carboidrati: 6g

SALMONE CON GUACAMOLE

PREPARAZIONE: 25 MIN

PORZIONI: 4

INGREDIENTI

- 1 kg di filetti di salmone con la pelle
- 2 avocado
- 1/2 cipolla tritata
- 400g di pomodorini
- 1/2 lime spremuto
- 4 cucchiai di olio extravergine
- 2 cucchiai di coriandolo o prezzemolo tritati

PROCEDIMENTO

1. Preparare la guacamole: ricavare la polpa dagli avocado e schiacciarla in una ciotola; aggiungere i pomodorini tagliati in quarti, la cipolla tritata, il succo di lime, il prezzemolo e 3 cucchiaio di olio; mescolare bene e mettere da parte.

2. Scaldare molto bene una piastra o padella di ferro. Quando è calda, ungerla con un cucchiaio di olio, aiutandosi con un foglio di carta da cucina ripiegato a batuffolo, da passare su tutta la padella per ungerla uniformemente.

3. Appoggiare il salmone sulla padella dal lato della pelle. Portare a cottura desiderata senza girare. Per un effetto sashimi è possibile non cuocere completamente il pesce, a patto che sia stato congelato o abbattuto.

4. Servire il salmone salando a piacere, con la guacamole.

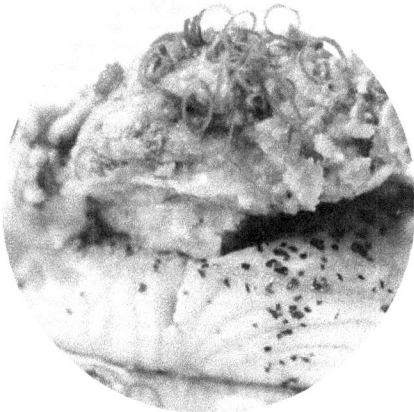

VALORI NUTRIZIONALI

Energia: 703
Proteine: 49g

Grassi 51g
Carboidrati: 13g

SPIEDINI DI MAIALE AL LIMONE

PREPARAZIONE: 30 MIN

PORZIONI: 4

INGREDIENTI

- 800g di spalla di maiale tagliata a bocconcini
- 2 cucchiai di olio di oliva
- 1/2 limone spremuto
- 1 cucchiaio di paprika affumicata
- 2 cucchiai di erbe miste tritate
- 400g di patate
- 1/2 cipolla tritata
- 100g di ravanelli affettati
- 125g di yogurt magro
- 4 cucchiai di maionese
- 8 filetti di alici sott'olio
- 1 cucchiaio di senape
- 2 cucchiai di prezzemolo tritato

PROCEDIMENTO

1. Lessare le patate, appena possibile sbucciarle e tagliarle a cubetti.

2. In una ciotola mescolare i bocconcini di maiale, l'olio, la paprika e le erbe. Aggiustare di sale.

3. Preparare il condimento per le patate: nel bicchiere di un mixer a immersione frullare la maionese, le acciughe, la senape e lo yogurt.

4. È possibile cuocere gli spiedini sulla brace, su una piastra calda o usando la funzione grill del forno.

5. Mentre gli spiedini cuociono, allestire l'insalata; mescolare in una insalatiera le patate, la cipolla, i ravanelli e il condimento preparato.

6. Cospargere l'insalata di patate con il prezzemolo tritato e servire con gli spiedini caldi.

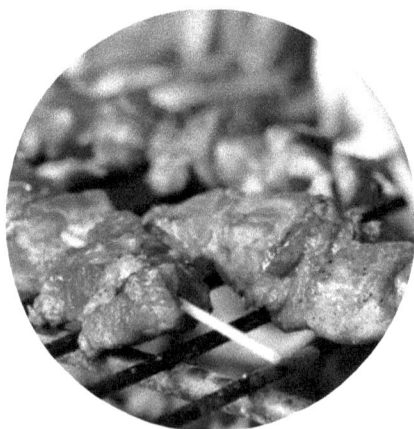

VALORI NUTRIZIONALI

Energia: 857 Kcal
Proteine: 48g

Grassi: 63g
Carboidrati: 21g

ZUPPA DI POLLO ALLO ZENZERO

PREPARAZIONE: 35 MIN

PORZIONI: 4

INGREDIENTI

- 600g di cosce di pollo disossate con la pelle
- 400g di cavolfiore
- 1 carota
- 1 cipolla
- 1 costa di sedano
- 1 spicchio di aglio
- 4cm di zenzero fresco
- 1 1/2 litri di brodo di pollo
- 1 cucchiaio di curcuma in polvere
- 4 cucchiai di prezzemolo tritato

PROCEDIMENTO

1. Tritare cipolla carota, sedano e aglio.

2. Sbucciare lo zenzero e tagliarlo a fettine, poi a bastoncini sottili.

3. Sminuzzare finemente il cavolfiore: è anche possibile dividerlo in cimette e frullarlo fino a ottenere pezzetti della dimensione di chicchi di riso.

4. Scaldare l'olio. Quando è caldo, soffriggere cipolla, carota, sedano, aglio, zenzero, cavolfiore e curcuma. Regolare di sale.

5. Quando la verdura inizia ad appassire, aggiungere il brodo e portare a ebollizione.

6. Aggiungere al brodo i pezzi di pollo interi, con la pelle. Dopo 15 minuti, estrarre il pollo, lasciando continuare la cottura della zuppa.

7. Appena è possibile maneggiarlo, tagliare il pollo a striscioline, scartando la pelle.

8. Rimettere il pollo nella zuppa, e portare a cottura desiderata.

9. Spegnere il fuoco, regolare di sale, aggiungere il prezzemolo tritato e servire.

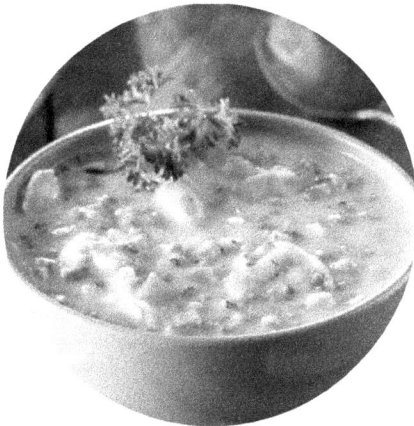

VALORI NUTRIZIONALI

Energia: 334 kcal
Proteine: 34g

Grassi: 18g
Carboidrati: 8g

CONCLUSIONE

Durante la trattazione abbiamo scelto di non sbilanciarci nel dare un giudizio definitivo sulla strategia alimentare del digiuno intermittente. Si tratta di una dieta giovane e innovativa, che lascia spazio a diverse declinazioni e interpretazioni, più o meno estremizzate. Il nostro obiettivo è stato invece quello di fornire una panoramica quanto più possibile ampia ed esaustiva, con approfondimenti scientifici nutrizionali a supporto delle spiegazioni offerte.

Alcune evidenze scientifiche sembrino indicare che praticare il digiuno intermittente possa portare notevoli benefici; nonostante nella stragrande maggioranza dei casi lo si pratichi per ragioni estetiche, vengono divulgate sempre più spesso tesi secondo le quali questo regime alimentare porterebbe grossi vantaggi a livello di ottimizzazione metabolica: riduzione dei trigliceridi, miglioramento della sensibilità insulinica, riduzione della colesterolemia eccetera. Questo sarà la scienza a confermarcelo, con gli studi e nel tempo.

Detto questo, è evidente a prima vista che si tratti di una disciplina potenzialmente difficoltosa e, in caso di presenza di determinate patologie, addirittura impraticabile. Inoltre, se non seguito correttamente, il digiuno intermittente può causare lacune nutrizionali anche, se questo in realtà è vero per qualsiasi regime alimentare restrittivo.

La nostra speranza, nel frattempo, è quella di aver fornito del contenuto utile, pratico e concreto a chi desidera intraprendere questo tipo di percorso con l'intento di recuperare la forma fisica, informandosi al tempo stesso di cosa questo comporti a livello fisiologico e metabolico in particolare.

Lasciamo il lettore con un monito, quello di fare le cose, come sempre nella vita, cum grano salis, e con un augurio, quello di raggiungere la forma fisica desiderata, senza troppa fatica, ma sempre grazie alla giusta dose di forza di volontà. In fondo è anche questo un esercizio, e rafforzare il carattere non è certo meno importante che migliorare l'aspetto estetico.